Venen und Beine

Gesund, fit und schön
durch Vitalstoffe

Venen und Beine

Ein Buch der Medizin-Redaktion
Klaus Oberbeil

MOEWIG

Hinweis: Die Ratschläge und Empfehlungen dieses Buchs wurden von Autor und Verlag nach bestem Wissen und Gewissen erarbeitet und sorgfältig geprüft. Dennoch kann eine Garantie nicht übernommen werden. Eine Haftung des Autors, des Verlags oder seiner Beauftragten für Personen-, Sach- oder Vermögensschäden ist ausgeschlossen.

Originalausgabe
© 1997 by VPM Verlagsunion Pabel Moewig KG, Rastatt
Alle Rechte vorbehalten
Bearbeitung: Rainer Stahlhacke
Umschlaggestaltung: Werbeagentur Zeuner, Ettlingen
Satz: Typo Design Hecker, Heidelberg
Druck und Bindung: Elsnerdruck, Berlin
Printed in Germany 1997
ISBN 3-8118-4789-2

Inhalt

Die Venen –
unsere vernachlässigten Gefäße

Unser Kreislauf, der aus rund 100 000 Kilometern Gefäßen besteht – davon zur Hälfte aus Venen –, leistet für unsere Gesundheit Gewaltiges. Unermüdlich versorgt er die rund 70 Billionen Körperzellen mit allen lebensnotwendigen Vitalstoffen.

So richtig anerkannt wird diese enorme Leistung oft nicht. Was unsere Gesundheit angeht, haben wir uns angewöhnt, eher auf Äußerlichkeiten zu achten: auf eine schlanke Linie, glatte Haut, fülliges Haar. Alles, was im Körper unsichtbar bleibt, gewinnt oft dann erst unsere Aufmerksamkeit, wenn sich Beschwerden und Krankheiten einstellen.

Typisch hierfür ist unser Verhältnis zu den Venen. Viele Menschen kennen nicht einmal die eigentliche Funktion dieser Gefäße. Doch irgendwann „rächen" sich Venen dafür, daß sie lieblos behandelt und vor allem oft miserabel mit Vitalstoffen versorgt wurden: Es kommt zu Besenreisern, Krampfadern, Schwellungen, Geschwüren und anderen Venenleiden.

Das Gefäßsystem

Mikroorganismen brauchen kein Gefäßsystem. Ihnen genügen oft kleine Nährstoffdepots, aus denen sie sich ihre für sie lebenswichtigen Substanzen holen. Säugetiere und Menschen besitzen und brauchen aber nun einmal ein kompliziertes Gefüge aus Knochen, Organen, Muskeln, Bindegewebe und so weiter. Um Nährstoffe an jede einzelne der Billionen Zellen heranzutragen, mußte sich die Natur etwas

Besonderes einfallen lassen. So entstand das Kreislauf-system, das aus der Herzpumpe und den Adern, also den Arterien und den Venen, besteht.

So funktioniert dieses System: Das Herz pumpt Blut durch den Kreislauf. Die Arterien bringen das in der Lunge mit Sauerstoff aufgeladene Blut zu allen Körperzellen, durch die Venen fließt das verbrauchte, sauerstoffarme Blut wieder in die Lunge und zum Herzen zurück. Von dort wird es im ge-schlossenen Kreislauf wieder in die Arterien geleitet.

In den lungen- bzw. herznahen Arterien und Venen sam-melt sich das Blut aus dem gesamten Kreislauf. Dort sind die Adern (wie z. B. die Hauptschlagader) verständlicherweise sehr groß. Je weiter sich die Gefäße im verästelten Labyrinth aller Adern verzweigen, desto dünner und feiner sind sie.

In manchen Körperregionen sind sie so zart, daß man sie praktisch nur noch unter dem Mikroskop erkennen kann. Diese Blutgefäße bringen Nährstoffe noch in die letzte win-zigste Zelle. Wie bei Lunge und Herz gibt es auch hier eine Art Zwittergefäße, die sowohl Arterien als auch Venen sind. Diese feinsten Übergangsgefäße nennen Wissenschaftler die Kapillaren.

Sie haben einen Durchmesser von teilweise nur noch einem sechstausendstel Millimeter; gerade so groß, daß sich ein rotes Blutkörperchen hindurchquetschen kann.

Über dieses außerordentlich feine Geflecht von Kapillaren vollzieht sich die Nährstoffversorgung der Zelle. Kapillaren haben keine richtigen Gefäßwände mehr, deshalb können Vit-amine, Spurenelemente, Ionen (geladene Atomteilchen), Fettsäuren, Glukose (die kleinste Einheit der Kohlenhydrate), Aminosäuren (Eiweißbausteine), Hormone, Enzyme, Im-munkörper und andere Vitalstoffe ungehindert in die soge-nannte extrazelluläre Flüssigkeit hineintauchen, in die alle Zellen eingebettet sind. Aus diesem Nährstoffbad saugen die

8

Zellen ihren Bedarf heraus und geben ihren Zellmüll (wie z. B. Kohlendioxid, Milchsäure, ranziges Cholesterin usw.) an die extrazelluläre Füssigkeit ab, von wo aus er dann entsorgt wird.

Dort, wo Kapillaren Sammelgut aus anderen Gefäßen aufnehmen, werden sie wieder zu Venen.

Damit die Kapillaren genug Zeit haben, ihre Vitalstofffracht abzuladen, fließt in ihnen das Blut im Schneckentempo von nur einem Millimeter pro Sekunde. Den Geschwindigkeitsrekord erzielt der Blutfluß hingegen in der Aorta: Dort schießt das Blut mit 35 Zentimetern pro Sekunde dahin.

In der Lunge geben die Venen, wiederum in feinsten, verzweigten Gefäßen, Kohlendioxid ab und tanken frischen Sauerstoff für den Transport zu den Körperzellen. Es gibt also im Körper tatsächlich eine kurze Wegstrecke, auf der Venen Sauerstoff tragen – eine Aufgabe, die ansonsten ausschließlich den Arterien vorbehalten ist. Über die Lungenvenen gelangt das Blut ins Herz und von dort wieder ins Labyrinth aller Körperzellen. Von den rund fünf bis sechs Litern Blut in unserem Körper unternimmt jeder einzelne Tropfen diese lange, abenteuerliche Reise rund 1 000mal am Tag.

Während Arterien relativ kräftig und muskelumpackt sind, haben Venen es nicht so leicht. Sie sind dünn und extrem dehnfähig, deshalb viel leichter verletzlich als Arterien (in denen z. B. keine Krampfadern entstehen können).

Dies hängt damit zusammen, daß Venen als Blutreservoir dienen und uns bei einer schweren Verletzung vor einer lebensbedrohenden Ausblutung schützen. In den Venen lagern auch die Blutreserven schwangerer Frauen für das im Mutterleib heranwachsende Baby. Deshalb können sich die Venen weiten und sackartig ausdehnen. Die Folge: Bei mangelnder Nährstoffversorgung für ihre Gefäßwände werden Venen leicht porös und schlaff und bilden vielerlei Beschwerden aus: von Krampfadern bis Ödemen (Wasseransammlungen), von Hämorrhoiden bis hin zu nässenden Unterschenkelgeschwüren.

Regel Nr. 1:
Arterienkrankheiten entstehen meist durch Ablagerungen in den Innenwänden. Wenn Venen krank werden, sind meist die Gefäßwände betroffen.

Wie unsere Venen funktionieren

Wie die Arterien haben auch Venen Gefäßwände, die aus drei Schichten bestehen:
- die Epithelschicht der Innenwände,
- weiches Muskelgewebe,
- Bindegewebe.

Allerdings sind Venen wesentlich verletzlicher als Arterien. Während Arterien im Querschnitt wie feste, dickwandige Gummischläuche aussehen, sind Venen im Schnitt deutlich größer und nicht kreisrund. Ihre Wände sind vergleichsweise sehr dünn. Wenn man Aderngewebe zwischen den Fingern zusammenpreßte, veränderte sich die runde Schlauchform der Arterien kaum, die Venen hingegen sähen arg lädiert aus.

Diese Dünnwandigkeit ist von der Natur so gewollt. Venen können nämlich bis zu 70 Prozent des Gesamtbluts aufnehmen.

Während der Druck der Herzpumpe ausreicht, um das arterielle Blut bis in die letzte Zelle zu treiben, hat es das Venenblut schwerer. Der Druck vom Herzen reicht nur begrenzt dazu aus, das Blut zur Lunge und wieder zurück zu pressen. Dabei spielt die Schwerkraft eine entscheidende Rolle: daß es nämlich leichter ist, Blut vom Herzen abwärts zu pumpen, beispielsweise in den Bauch oder in die Beine, als von unten nach oben.

Deshalb sind die Venen darauf angewiesen, daß Arm- und Beinmuskeln mithelfen, das venöse Blut zum Herzen zurückzutreiben, und zwar durch entsprechende Muskelkontraktionen, sprich: durch viel Bewegung. Bei jeder Kontraktion pressen Muskeln die Venenschläuche zusammen und „quetschen" das Blut so nach oben, zum Herzen hin. Auf diese Weise gelangt es vor allem aus den Beinen viel leichter „bergauf". Jeder hat das irgendwann einmal erlebt: Nach stundenlangem Stehen oder Sitzen kann es leicht geschehen, daß man bei plötzlicher Bewegung einen leichten Schwindelanfall erleidet. Wie kommt es dazu? Ganz einfach: Venöses Blut ist im Beinbereich versackt, dem Herzen steht nicht ausreichend Blut zur Verfügung, dadurch wird das Gehirn nicht optimal mit Sauerstoff versorgt. Muskeltraining von Armen und Beinen ist deshalb einer der besten Verbündeten unserer Venen und überhaupt die Voraussetzung für einen gut funktionierenden Kreislauf.

Die Arbeit der Venenventile

Es kann passieren, daß Venenblut gar nicht mehr aufwärts fließt, sondern in bestimmten Abschnitten verharrt, sogar rückwärts fließt und dabei versackt (eine der Hauptursachen für die Entstehung von Krampfadern). Der Gefahr, daß der Blutfluß in Richtung Herz auf diese Weise ganz zum Erliegen kommt, begegnet die Natur mit kleinen Ventilen, die in die großen Arm- und Beinvenen eingebaut sind. Sie spielen bei der Entwicklung von Venenleiden aller Art eine bedeutende Rolle. Deshalb sollten wir sie uns einmal genauer anschauen:

Die Venenventile bestehen aus kleinen Klappen, die das Blut zwar in Richtung Herz fließen lassen, einen Rückfluß jedoch verhindern.

Wenn die Venenwände lasch und krank sind, funktionieren diese Klappen nicht mehr optimal. Als Folge davon staut sich das Blut in ihrem Bereich, und es kommt zu säckchen- oder knötchenförmigen Ausbuchtungen und Taschen – das ist das Anfangsstadium von Krampfadern. Funktionsunfähig werden diese Klappen durch ungenügende Nährstoffversorgung der Venenwände und durch Mangel an Bewegung.

Wenn Venen krank sind – die Warnzeichen

● Auf der Haut, vorzugsweise im Schenkel- oder Wadenbereich, zeichnen sich geplatzte Äderchen ab, unter der Haut auch noch die dunkel gefärbten Linien der Venen.

● Es kommt zu Schweregefühl und Schmerzen im Wadenbereich.

● Gelegentlich bilden sich Schwellungen im Knöchel- oder Wadenbereich.

● Die Haut an den Waden verfärbt sich.

● Oft fühlt man sich müde, lustlos, unkonzentriert, weil der Gesamtkreislauf nur schlecht funktioniert, vor allem Gehirn- und Nervenzellen sind dann mit Sauerstoff und ihrem Energiebrennstoff Glukose unterversorgt.

Wenn Beine krank sind, geht es anderen Venen im Körper nicht besser. Deshalb sollten betroffene Frauen und Männer froh sein, daß es zu solchen Warnzeichen kommt. Denn während Krampfadern für viele Menschen nur ein kosmetisches Problem darstellen, sind mürbe, poröse, stark geschwächte Venen im Körperinnern bedrohlich: Es kann zu Blutungen kommen, die weitgehend unbemerkt bleiben, ebenso zu Wasseraustritten und anderen Erscheinungen. Dann besteht auch die Gefahr, daß die großen Hauptvenen im Bein ebenfalls schon angegriffen sind und der Blutfluß dort unbemerkt stockt. Warnzeichen dafür sind unbestimmte Beinschmerzen. Die größte Gefahr: Verstopfungen durch Blutgerinnsel und Embolien, die ihre Ursache in kranken Beinvenen haben.

Selbst-Test:

Wie schwach sind meine Venen?

	ja	nein
Haben Sie nachts mitunter Beinkrämpfe?	O	O
Spüren Sie beim Sitzen oder Liegen Ihre Beine?	O	O
Hat oder hatte Ihre Mutter Krampfadern?	O	O
Haben Sie manchmal Nasenbluten?	O	O
Sind Sie oft unerklärlich müde?	O	O
Haben Sie manchmal gerötete Augen?	O	O
Leiden Sie mitunter unter Hautjucken?	O	O
Haben Sie starkes Übergewicht?	O	O
Müssen Sie beruflich oder im Haushalt viel stehen?	O	O
Haben Sie manchmal erhöhte Temperatur?	O	O

Fortsetzung:

Wenn Sie nur ein- oder zweimal mit „ja" antworten, sind Ihre Venen in Ordnung. Bei drei bis fünf „ja"-Kreuzen sind Ihre Venen bereits angegriffen. Wenn Sie zwischen sechs- und achtmal mit „ja" antworten, leiden Sie wahrscheinlich unter stark geschädigten Venen. Bei noch mehr „ja"-Antworten wird es allerhöchste Zeit, daß Sie die Selbstheilungskräfte Ihrer Venen tatkräftig unterstützen und zum Arzt gehen.

Die Ursachen: Wie Venenleiden entstehen

Noch vor rund 30 Jahren waren Frauen rund viermal häufiger von Venenleiden betroffen als Männer. Inzwischen haben die Männer beträchtlich aufgeholt: Sie bilden rund 35 Prozent aller Venenpatienten und sind dabei häufiger von sehr ernsthaften, lebensbedrohenden Venenerkrankungen betroffen als Frauen. So werden an deutschen Kliniken Operationen an inneren Beinvenen meistens an männlichen Patienten durchgeführt.

Trotzdem stellen Frauen nach wie vor die größere Patientengruppe bei Venenerkrankungen. Dabei mag eine Rolle spielen (so genau weiß man es nicht), daß sie dehnfähigere und damit noch verletzlichere Venen haben als Männer. Auch die Tatsache, daß Frauen mehr Fettgewebe haben, ist womöglich von Bedeutung.

Daß Frauen häufiger über Krampfadern klagen, hat wohl nur damit zu tun, daß sie Krampfadern störender finden als Männer. Während Frauen tatsächlich häufiger kranke Venen haben, leiden Männer ebenso oft unter Krampfadern. Bei ihnen sieht man sie nur nicht, weil sie lange Hosen tragen.

Tiere in freier Natur behalten ihr Leben lang feste und gesunde Arterien und Venen. Anders sieht es schon bei unseren Haustieren aus: Hündinnen oder Stuten, die bereits mehrmals trächtig waren, können Venenbeschwerden wie Krampfadern entwickeln, allerdings auch erst in einem für sie relativ hohen Lebensalter.

Wir Menschen schneiden am schlechtesten ab. Möglicherweise spielt dabei eine Rolle, daß unsere Vorfahren noch vor rund 200 000 Jahren auf allen vieren liefen. Bei ihnen verteilte sich demnach die Körperlast mehr: Die Beine waren weniger stark belastet. Venenleiden konnten daher nicht so leicht entstehen. Diese Hypothese wird von Gefäßexperten recht ernst genommen.

Man weiß seit Beginn der 90er Jahre, daß sich das genetische Programm im Körper nicht so schnell verändern kann. Das Fazit aus dieser Erkenntnis: Unsere Venengene sind immer noch darauf ausgerichtet, daß sich das Körpergewicht auf vier statt nur auf zwei Beine verteilt. Der physiologisch „falsche" Druck des Körpergewichts auf die Beine erhöht das Risiko, einmal schwache Venen zu bekommen.

Die häufigsten Ursachen von Venenleiden sind:
- stehende Tätigkeit, z. B. als Friseuse oder Verkäuferin,
- sitzende Tätigkeit im Büro über mehrere Stunden hinweg,
- Schwangerschaft mit dadurch erhöhtem Gewichtsdruck auf die Beine,
- häufiges Stuhlpressen, z. B. bei Verstopfung,
- Übergewicht,
- Bewegungsmangel,
- Fehlernährung,
- physiologisch ungesunde Sportarten wie Gewichtheben.

Sehr häufig kommen mehrere dieser Ursachen zusammen, was die Symptome verschlimmern kann. Das Problem vieler Menschen mit Venenbeschwerden: Schon die Beseitigung der

Ursachen ist oft nicht leicht, nicht zuletzt deshalb, weil man sich aus bestimmten Zwängen seiner Lebensform nicht ohne weiteres befreien kann. So kommen viele Menschen von ihrem Übergewicht nicht herunter; Streß, Konflikte, Kummer rauben die rechte Motivation, um Sport zu treiben, die sitzende Bürotätigkeit kann man nicht einfach aufgeben. Daß dann Venenleiden selbst noch hartnäckig sind und sich nicht so leicht kurieren lassen wie manch andere Beschwerden, kommt fatalerweise hinzu.

Was zusätzlich Venenleiden so lästig macht, ist der kosmetische Effekt. Krampfadern sind einfach häßlich, man sieht sie ja auch ständig. Oft hat man jahrelang erfolglos gegen sie angekämpft, während sie sich weiter verschlimmerten. Das gleiche gilt für Unterschenkelgeschwüre, Schwellungen im Knöchelbereich und so weiter.

Venenleiden – eine Erkrankung der Gefäßwände

Wer seine Gefäßwände kuriert, wird auch die Venenbeschwerden los. Oft ist dies gar nicht einmal so schwierig. Dr. Francis Schwartz, Venenexpertin an der Mount Sinai School of Medicine in New York, erläutert dies so: „Im Gegensatz zu vielen anderen Krankheiten mit zusammenwirkenden Ursachen gehen Venenbeschwerden praktisch ausschließlich auf defekte Gefäßwände zurück. Dies erleichtert eine Behandlung ganz enorm."

Die Meinung von Fachleuten: Wer sich von Venenbeschwerden befreien will, darf guten Mutes sein. Er muß aber unbedingt wissen, auf welche Weise seine Gefäßwände funktionieren und was sie brauchen, um gesund zu werden. Denn, so fügen sie hinzu, wer kranke Venen hat, ist meistens selbst schuld. Eine genetische Veranlagung, aus der heraus zum Beispiel Krampfadern entstehen können, muß nicht zwingend zu solchen Beschwerden führen.

Lerne deine Venenwände kennen

Auch das Bindegewebe, das die Venenwände mit seinen Muskeln umschließt, wird tagsüber besonders belastet, durch Gehen, Stehen und Sitzen.

In den Fibroblasten (Bindegewebszellen) bilden sich aus den Eiweißbausteinen Glycin und Prolin mit Hilfe von viel Zink und Vitamin C in jeder Minute Millionen von Großmolekülen, die sich zu einem fast unzerreißbaren Gewebe verschweißen und zusätzlich noch durch enorm kräftige, sogenannte Elastinfasern verflechten und verknüpfen. Dieses Bindegewebe bildet den wichtigen Unterbau für gesunde Venen.

Die innere Gefäßwand muß unbedingt glatt und fest sein, damit das Blut ungehindert zirkulieren kann. Schon Risse (wie sie nur unter dem Mikroskop erkennbar sind) bilden den Ausgangspunkt für größere Gefäßwandschäden.

Die zusätzliche Muskelschicht, die die Gefäße stärkend umgibt, braucht Bewegung wie unsere Arm- und Beinmuskeln, damit sie belastbar und geschmeidig bleibt.

Wenn diese drei Schichten durch kräftigende Kost und Training aufgebaut werden, bilden sich Venenleiden zurück.

Die Chancen dafür sind tatsächlich nicht schlecht, weil eine solche Therapie vergleichsweise einfach ist. Das Wesentliche dabei: Erstens brauchen die verletzlichen Venenwände Immunschutz, zweitens muß ein weiterer Abbau unverzüglich um jeden Preis gestoppt werden, drittens müssen die Selbstheilungskräfte der Venenwände aktiv und kompromißlos unterstützt werden.

Wenn diese drei Therapieelemente tatkräftig umgesetzt werden, bessert sich der Zustand der Venen schon nach wenigen Tagen, wenn auch zunächst unmerklich. Nach vier bis acht Wochen gehen Schwellungen und Ödeme zurück, im selben Zeitraum zeigt sich eine deutliche Verbesserung bei den Symptomen nässender oder offener Unterschenkelgeschwüre. Für die Behandlung bereits bestehender und ausgeprägter Krampfadern gelten besondere Kriterien. Mehr über die speziellen Formen und Ausprägungen von Venenleiden und wie man sie behandelt, lesen Sie in den nachfolgenden Kapiteln.

Das „Lieblingsfutter" unserer Venen

Das Bindegewebe, Muskeln und Gefäßinnenwände werden von kleinen Arterien versorgt, die wichtige Nährstoffe an sie abgeben. Venen schleusen zwar das sauerstoff- und nährstoffarme Blut zu Lunge und Herz zurück, sie brauchen für ihre Funktionstüchtigkeit aber dieselben rund 70 verschiedenen Vitalstoffe wie jedes andere Gewebe im Körper.

Bestimmte Vitalstoffe spielen dabei eine Hauptrolle. So wie unser Gehirn, unser Darm, unsere Haut ihre „Lieblingsspeisen" haben, haben auch Venenwände einen regelrechten Heißhunger auf bestimmte Nährsubstanzen. Wird ihnen diese Nahrung verweigert, reißen sie, werden lasch und porös und degenerieren. Dazu kommt, daß Freie Radikale (zerstörerisch-aggressive Substanzen) besonders gern geschwächtes Gewebe angreifen. Das sind bei vielen Menschen in erster Linie die Venen (gesunde Gefäßwände sind vor Freien Radikalen perfekt geschützt).

Die Vitamine A, C und E sowie das Spurenelement Selen sind die wichtigsten Verbündeten unserer Venen. Vitamin A (bzw. dessen Provitamine) ist besonders reich in Leber und allem grünen, roten und gelben Obst und Gemüse enthalten, so in grünem Blattgemüse und -salat (Spinat, Mangold, Brokkoli, Grünkohl, Feldsalat usw.), außerdem in Kürbis, Melonen, Pfirsich, Aprikosen, Avocado, Tomaten und speziell in Möhren. Vitamin C ist in frischem Obst enthalten, Vitamin E in allen Pflanzenölen, Sojabohnen (oder Tofu), Mais, Nüssen, Kernen, Samen und Getreide. Das bedeutende Immunmineral Selen (als Kernstück des gefäßschützenden Enzyms Glutathion-Peroxidase) findet sich vorwiegend in Getreide, Naturreis, Pilzen, Spargel, Knoblauch, Käse, Eiern, Leber, Fisch und Schalentieren. Ideale Nahrungsergänzung: Bierhefe. Alle diese Lebensmittel werden bevorzugt im Rezeptteil dieses Buches empfohlen. Wer sie zur Grundlage seines täglichen Speiseplans macht, hält auch seine Venen gesund. Die Gefäße werden damit gegen Krankheitserreger gepanzert, ein weiterer Abbau wird gestoppt.

Der Neuaufbau der Venen erfolgt über einen kräftigen Eiweißschub. Das bedeutet nun keineswegs, jeden Tag ein großes Stück Fleisch essen zu müssen. Im Gegenteil: Weniger Fleischeiweiß nutzt den Venen eher. Entscheidend ist vielmehr die Eiweißverwertung (denn Proteine sind auch in rein pflanzlicher Kost reichlich enthalten).

Das Problem vieler Menschen mit Venenleiden: Aufgrund eines Mangels an Magensäure (die für die Eiweißvorverdauung unerläßlich ist) und eines Defizits an proteolytischen (eiweißspaltenden) Enzymen der Bauchspeicheldrüse wird Eiweiß nur ungenügend verwertet. Anstatt als kostbarer Rohstoff in die Gefäßwandzellen einzuströmen, fangen unverdaute Eiweißreste im Darm an zu faulen. Sie dringen ins Blut ein, das nun versucht, sie über winzige Venen in der Haut auszuscheiden. Gerade dadurch verschlimmern sich noch etwa Unterschenkelgeschwüre (wissenschaftlich: Ulkus cruris).

Moderne Angiologen geben die Empfehlung, sogenannte Säurelocker vor oder beim Essen einzunehmen. Dazu zählen Zitronensaft, eine leichte salzreiche Gemüse- oder Fleischbrühe, nahezu alle Kräuter sowie kräftige Gewürze (z. B. Pfeffer). Die Folge: Der Magensaft wird säurereicher, das Eiweiß wird besser vorverdaut. Rohkost fördert die Produktion eiweißspaltender Verdauungsenzyme. Ein entsprechendes Enzympräparat (der Apotheker berät), über 30 Tage eingenommen, führt zusätzlich zu einem starken Eiweißschub ins Venengewebe.

Vitamin C ist nicht nur für den Immunschutz der Venen unerläßlich, sondern, wie schon erwähnt, auch für den Neuaufbau von Venenbindegewebe. Täglich zweimal frisches Obst als Snack oder Zwischengericht ist Pflicht (z. B. ein Apfel, eine Kiwi, eine Orange; Fruchtsaft ohne Fruchtfleisch ist dazu keine Alternative). Wer wirklich ernsthaft darangehen möchte, seine Venen schnell und nachhaltig zu kräftigen, sollte sich Vitamin C in Pulverform besorgen (Ascorbinsäure, in der Apotheke). Zwei- oder dreimal täglich ein Teelöffel davon kurbelt den Neuaufbau von Fibroblasten kräftig an. Dieser Neuaufbau vollzieht sich bei optimaler Vitamin-C-Versorgung vor allem auch nachts, im Schlaf, wenn Bindegewebe und Venen nicht belastet sind und sich erholen können.

Zink ist der wichtigste Enzymspender beim Neubau leistungsfähiger Venen. Leider aber ist das kostbare Spurenelement in unserer Nahrung (und selbst in Produkten aus dem Bioladen) in zu geringer Konzentration enthalten. Der Grund: Acker- und Gartenböden sind arm an Zink, Fehlernährung (mit hellen Mehlprodukten, Süßem usw.) führt zu einem steten Abbau von Zink im Gewebe. Zinkmangel ist eines der häufigsten Vitalstoffdefizite in unserer modernen Gesellschaft. Sehr reich an Zink sind Leber, Eigelb und Vollkornprodukte.

Wie schon gesagt, reicht selbst eine Umstellung auf gesunde Kost mit naturbelassenen Lebensmitteln oft nicht aus, um die Zinkkonzentrationen in den Venenwänden nachhaltig zu steigern. Der Grund: Das Nahrungszink wird auch anderweitig im Körper benötigt, so bei massivem Streß in Drüsen und im Nervengewebe. Da gehen die Venen dann leer aus.

Venen-Experten geben deshalb den Tip, für den raschen Neuaufbau leistungsfähiger Venen 60 bis 90 Tage lang ein Zinkpräparat (aus der Apotheke) einzunehmen. Dadurch steigen die Zinkkonzentrationen auf optimale Werte an. Danach reicht die Umstellung auf eine gesunde Ernährung meist aus, um Venen mit dem wichtigen Enzymspender zu versorgen.

Wenn diese Voraussetzungen erfüllt sind, kommt es zu erfreulichen Veränderungen im Stoffwechsel der Venenwände:

● Schon wenige Stunden nach einer entsprechenden Mahlzeit (Beispiele im Rezeptteil) erhöht sich die Stoffwechseltätigkeit in den Zellen der Gefäßwände um bis zu 30 Prozent.

● Eiweiß-, Cholesterin- und anderer Zellmüll wird über die extrazelluläre Flüssigkeit zwischen den Zellen abgetragen und entsorgt.

Milliarden von Enzymen und Immunkörpern können endlich ihrer Aufgabe nachkommen, die Veneninnenwände zu glätten und zu schützen, die Venenmuskeln zu versorgen und das Bindegewebe mit frischem, fest verknüpftem Eiweiß zu kräftigen.

Die Folge: Venenwände werden oft schon innerhalb weniger Tage abgedichtet, Wasseraustritte ins angrenzende Gewebe (die Ursache für Ödeme) verhindert, Blutungen gestillt, Venenventile gestärkt und neu aufgebaut, der Blutfluß in Richtung zum Herzen erheblich angekurbelt.

Auch die ausgeleierten Venen werden wieder enger, was den Blutdruck in diesen Gefäßen erhöht. Der Blutstau in Gefäßtaschen und -säckchen (Ursache z. B. von Krampfadern) wird abgebaut, viel mehr „versacktes" venöses Blut nimmt wieder am Gesamtkreislauf teil.

Endlich können die Venen, auch wenn sich eine solche Erneuerung über Wochen oder Monate hinzieht, wieder ihrer eigentlichen Aufgabe nachkommen: das nährstoff- und sauerstoffarme Blut möglichst rasch zu Lunge und Herz zurückzubefördern, damit es erneut mit Sauerstoff und Vitalstoffen aufgeladen wird.

Allerdings: Zink, Eiweiß sowie die Vitamine A, C und E oder das Spurenelement Selen sind nicht die alleinigen „Heilsbringer" für Venen. Alle rund 70 lebensnotwendigen Vitalstoffe sind direkt oder indirekt an einem solchen Gesundungsprozeß beteiligt. Bestimmte Biostoffe spielen dabei eine weitere bedeutende Rolle:

Vitamin B6 (Pyridoxin) ist der Stoff, der im ganzen Körper Eiweißmoleküle „zurechtbastelt", also aus Aminosäuren (Eiweißbausteinen) jeweils die passenden Proteine herstellt – bei den Venen etwa das wichtige Kollagen und Bindegewebe. Dieses Vitamin ist vor allem in Leber, allen Soja- und Tofuprodukten, Nüssen, Samen, Kernen sowie in Bananen, Grüngemüse, Vollkornprodukten, Avocado und Fisch enthalten. Vitamin B6 als Einzelpräparat (aus der Apotheke) einzunehmen ist sinnlos, weil alle B-Vitamine nur gemeinsam ihre dynamische Stoffwechseltätigkeit entwickeln.

Bioflavonoide (Pflanzenschutzstoffe) sind ein wichtiges Rüstzeug beim Aufbau kräftiger Venenwände. Sie sind vor allem im Fruchtfleisch von Obst enthalten und erhöhen die Wirksamkeit des kollagenbildenden Vitamin C bis zum 20fachen. Ganz wichtig: Das Bioflavonoid Rutin (in sehr hoher Konzentration in Buchweizen enthalten) ist das vielleicht wirksamste Dichtungsmittel für Venen. Wie diese Stoffe für eine tadellose Gefäßfunktion sorgen, zeigt sich am Beispiel aller Pflanzen.

Grundbauplan des Gefäßsystems

In der Natur gelten für Pflanze, Mensch und Tier die gleichen Gesetze. Wie Pflanzen über ein Kapillarsystem, so verfügen Mensch und Tier über ein Gefäßsystem, das nach einem ausgeklügelten Bauplan arbeitet. Was bei der Pflanze erfolgreich ist, funktioniert auch beim Menschen gut.

Ebenso wie wir Menschen unsere Nährstoffe über ein Gefäßsystem beziehen, versorgen sich auch die Pflanzen. Damit dies optimal funktioniert, müssen die Gefäße gesund und dicht sein. Von den Pflanzen können wir lernen, wie wir unsere Venen gesund erhalten und stärken können.

Denn auch Pflanzen haben Venen. Wenn wir ein dünnes Blatt gegen die Sonne halten, können wir ein wunderschönes feines Muster zarter Venen erkennen. Meist verläuft eine schnurgerade Ader als Hauptversorgungsstrang durch das Blatt, von ihm zweigen sich kleinere Kanäle ab, die sich dann in das Kunstwerk einer feinverästelten Venenstruktur verlieren.

Wir sehen mit bloßem Auge und noch viel besser unter der Lupe, daß diese pflanzlichen Venen kerngesund sind. Da findet sich kaum irgendwo eine Stelle, wo die feinen Gefäße zerstört wären. Dies hängt nicht nur damit zusammen, daß dieses Gefäßsystem dem Blatt auch Festigkeit und Form verleiht, sondern vor allem damit, daß Pflanzen auf gesunde Venen größten Wert legen.

Die meisten Pflanzenvenen haben einen äußerst kleinen Durchmesser, genauso wie die meisten Blutgefäße in unserem Körper. Die für uns sichtbaren Pflanzenvenen in einem Blatt sind meist Bündel noch viel kleinerer Gefäße, die sich weiter und weiter verzweigen und auf diese Weise jede einzelne Zelle im Blatt versorgen.

Im Gegensatz zu uns Menschen, bei denen die meisten Minivenen geschützt im Innern des Organismus verlaufen, sind die Venen in einem solchen Blatt von früh bis spät und sogar nachts Gefahren ausgesetzt: starker Sonnenbestrahlung, Frost, Freien Radikalen (die der Pflanzenwelt ebenso zusetzen wie uns), Insekten, Bakterien, Pilzen und anderen schädlichen Mikroorganismen. Pflanzen sind also gezwungen, vor allem ihre Blattvenen besonders zu schützen.

Im Prinzip haben Pflanzen und Menschen immer noch viele Ähnlichkeiten. Beide atmen, brauchen also einen Austausch von Gasen, ihre Zellen benötigen Nährstoffe und Wasser, und sie scheiden Abfallprodukte aus. Ebenso wie in Pflanzen werden auch in uns Menschen die Vitalstoffe vorwiegend in Wasser transportiert, dem Blutplasma, einer weißgelben Flüssigkeit. Der Unterschied: Bei uns pumpt das Herz die Nährflüssigkeit durch Gefäße (Arm- und Beinmuskeln helfen dabei mit), bei Pflanzen vollzieht sich derselbe Vorgang über das Kapillarsystem, ähnlich wie bei einem feinen Strohhalm in einer Flüssigkeit. Da preßt allein der Druck von unten die dünne Flüssigkeitssäule im Halm ein Stück nach oben.

Pflanzen besitzen ein erstaunliches Immunsystem zum Schutz ihrer Gefäße. Sie registrieren mit ihrem ausgeklügelten Hormonsystem sofort, wenn sie von Bakterien befallen werden oder wenn sich ihnen Insekten nähern. Dann stoßen sie Giftstoffe aus, die ihre Blätter und Blüten ungenießbar machen, das Erbgut der Krankheitserreger zerstören oder die Angreifer auf andere Weise abschrecken. Typisches Beispiel: Die Blätter des Zuckerahorns bestehen bis zu 30 Prozent aus übelriechendem und übelschmeckendem Tannin.

Pflanzen machen ihre Venen mit Hilfe von Bioflavonoiden stark und undurchdringbar für Krankheitserreger. Sie dichten sie auf die gleiche Weise auch ab. Pflanzenschutzstoffe helfen auch, unsere Gefäße zu kräftigen und abzudichten. Biochemiker sehen darin den Beweis, daß sich viele genetische Strukturen in uns Menschen fortgepflanzt haben.

Das wichtigste venenkräftigende Bioflavonoid ist Rutin. Diese Substanz ist vorwiegend in Pflanzen enthalten, die auf kargen Böden wachsen und oft ungeschützt extremen Witterungseinflüssen ausgesetzt sind. Solche Pflanzen müssen ihre Venen besonders schützen und gegen alle äußeren Einflüsse abdichten, vor allem auch gegen die nicht selten brutale Freßgier von Insekten oder Mikroorganismen in kargen Gegenden. Rutin senkt die sogenannte Permeabilität (Durchlässigkeit) aller Gefäße, auch der Arterien, schließt deren Poren, so daß kein Blut oder Wasser ins angrenzende Gewebe austreten kann. Laut wissenschaftlichen Studien wirkt Rutin blutdrucksenkend und vorbeugend gegen Schlaganfall. Rutin kann auch Blutungen stoppen, zum Beispiel Nasen- oder Hämorrhoidenbluten.

Der US-Experte Gary Null berichtet von einer französischen Studie an Frauen mit schmerzhaften Krampfadern. Die Schmerzzustände bildeten sich durch Rutin relativ schnell zurück. In einem anderen Fall sollte sich ein Patient einer Hämorrhoidenoperation unterziehen. Unmittelbar vor dem Eingriff entschied sein Arzt, es mit einer Rutin-Therapie zu versuchen. Sie erwies sich als erfolgreich, der Patient brauchte nicht operiert zu werden.

Auch andere Bioflavonoide werden in Pflanzen zum Schutz ihrer Gefäße hergestellt. Sie schützen unsere Venen und Arterien praktisch auf die gleiche Art: indem sie die Venen panzern und abdichten.

Vitamin C ist insbesondere eine Schutzsubstanz für mittelgroße und größere Venen. Die feinen Kapillaren hingegen brauchen den Schutz der Bioflavonoide. Ohne Vitamin C sind die Bioflavonoide weitgehend nutzlos. Die Natur weiß also schon, weshalb sie die beiden Substanzen stets gemeinsam in Pflanzenzellen produziert.

Was sind eigentlich Bioflavonoide?

● Vitaminähnliche Substanzen, die chemisch aus Kohlenstoff, Wasserstoff und Sauerstoff bestehen.

● Zu ihnen zählen neben Rutin (enthalten hauptsächlich in Buchweizen) die Pflanzensubstanzen Citrin (in Pfeffer, im Fruchtfleisch von Südfrüchten), Hesperidin (in Schalen und Fruchtfleisch von Obst) sowie Quercetin (in allen Obstsorten).

● Bioflavonoide arbeiten eng mit Vitamin C zusammen, das ebenfalls in Pflanzen zu deren eigenem Gefäßschutz synthetisiert wird. Sie panzern Vitamin-C-Moleküle und verhindern damit deren Oxidation (Zerstörung) im Stoffwechsel.

Eine bedeutende Schutzfunktion haben Bioflavonoide und Vitamin C vor allem im Bindegewebe der Venen, den feinen Kollagenpolstern, von denen sie umgeben sind. Als sogenannte Koenzyme kräftigen sie die Eiweißstrukturen, aus denen das Bindegewebe besteht.

„Erst in den letzten Jahren", sagen Gefäßexperten, „haben wir herausgefunden, daß die Gefäßstruktur der Pflanzen Vorbild sein kann für eine effiziente Behandlung von Venenerkrankungen." Möglich wurde dies freilich erst durch Analysegeräte, die einen viel plastischeren Einblick in den Zellstoffwechsel von Arterien und Venen vermitteln, als dies noch vor wenigen Jahren möglich war.

Regel Nr. 2:
Nur pflanzliche Kost verhilft uns zu kräftigen, abgedichteten Venen.

Je mehr wir uns vegetarisch, also pflanzlich ernähren, desto mehr an Bioflavonoiden führen wir unserem Gefäßstoffwechsel zu. Dies bedeutet keineswegs, daß wir auf Fleischprodukte ganz verzichten müssen. Es gibt allerdings Einschränkungen: Fisch, insbesondere Kaltwasserfisch, ist für die Gefäße gesünder als Fleisch oder Geflügel, und Fleisch- oder Fischportionen sollten nicht größer sein als 80 bis 100 Gramm.

Bei einer solchen Kost können Bioflavonoide unseren Venen tatkräftig helfen. Sie wirken in den Gefäßwänden entzündungshemmend, weil sie bestimmten sogenannten Entzündungsmediatoren entgegenwirken. Diese Mediatoren (z. B. Histamin und bestimmte Prostaglandine) führen zu allergiebedingten Schwellungen und Rötungen der Haut. Dagegen helfen Bioflavonoide ebenfalls.

Zu den besten Verbündeten kranker Venen kann eine spezielle Art von Pflanzenschutzstoffen werden: Anthocyanoside, die blauen und roten Farbstoffe aller Beeren. Sie kräftigen das Gefäßkollagen, indem sie es vor Freien Radikalen schützen. Sie verhindern auch einen enzymatischen Abbau von Venenzellen. Je dunkler und farbkräftiger Beeren sind, desto mehr solcher „Venenarznei" enthalten sie. Spitzenreiter sind naturgemäß Blaubeeren. Aber auch alle anderen farbkräftigen Beeren sind wahre Biobomben im Kampf gegen Venenleiden aller Art.

Vitamin C und Bioflavonoide erhöhen gemeinsam die Abwehrkraft von Immunkörpern wie z. B. den weißen Blutkörperchen gegen gefäßschädigende Viren oder Bakterien.

Bestimmte Wirkstoffe in der Roßkastanie (man bekommt ein entsprechendes Präparat in der Apotheke) machen sogenannte Lysosomenzyme unschädlich, die junges Venenbindegewebe schädigen.

Bestimmte Terpene (stark duftende Pflanzenstoffe in ätherischen Ölen wie Pfefferminzöl, dem Öl der Zitrusschalen oder auch in Vanille) stimulieren in den Venenwänden den Neuaufbau von Kollagen aus sogenannten Glykosaminen. Dies sind bestimmte Kohlenhydrat-Eiweißmoleküle, die schon in den Pflanzen die Gefäße kräftigen.

Die Enzyme Bromelain in Ananas bzw. Papain in Papaya bauen den Gerinnungsstoff Fibrin in Venenwänden ab, machen auf diese Weise das Blut dünnflüssiger.

Die gleiche Wirkung haben andere Pflanzenstoffe, die in Pfeffer, Knoblauch, Zwiebeln und Ingwer enthalten sind.

An diesen Beispielen erkennen wir, daß unsere Venen von denselben Schutzstoffen gesund erhalten werden wie die Venen der Pflanzen. Wir müssen nur das Vorbild der Pflanzen annehmen – und auch ihre Hilfe, wenn es darum geht, Schwellungen, Wasseraustritte, Krampfadern, dicke Beine, Hämorrhoiden und andere Venenbeschwerden auszukurieren.

Krampfadern – ein Volksleiden

Erst zeichnen sie sich fast unmerklich als blaßblaue Striche und Windungen unter der Haut ab. Bald werden sie stärker, ganze Strukturen von Gefäßlinien werden sichtbar. Am Ende wölben sich häßliche blaurote Venen wurmartig unter der Haut, meist ist der Wadenbereich bis hinab zum Knöchel davon betroffen.

Krampfadern, diese knoten- oder schlauchförmig erweiterten Venen, sind ein vielgehaßtes Übel. Dies aus mehreren Gründen:

● Sie sind hartnäckig und schwer zu bekämpfen.

● Sie sind ein schwieriges kosmetisches Problem.

● Sie können beträchtliche Schmerzen verursachen.

● Sie können zur Ursache noch viel quälenderer Unterschenkelgeschwüre werden.

● Es besteht die Gefahr einer Thrombophlebitis, eines gefährlichen Blutgerinnsels.

Je früher man etwas gegen Krampfadern unternimmt, desto besser sind die Erfolgsaussichten. Ganz wichtig ist es zu wissen, was Krampfadern überhaupt sind und wie sie entstehen. Daraus erklärt sich dann auch, welche Behandlung und welche Vitalstoffe vorbeugend und eventuell rückbildend wirken können.

Etwa jeder vierte Erwachsene ist von Krampfadern betroffen, insbesondere Frauen, aber auch viele Männer. Sie entstehen durch eine Schwäche der Venenwand oder durch eine Insuffizienz (Schwäche) von Venenklappen. Wenn sich dann z. B. durch langes Stehen, Heben usw. der Druck in den Venengefäßen verstärkt, können sich Gefäßabschnitte schnell weiten.

Jetzt werden bestimmte Gerinnungsstoffe alarmiert, die in den betroffenen Venenabschnitten in hoher Konzentration eingelagert werden. Der Grund: Der Organismus erkennt die Gefahr eines Gefäßrisses mit eventuell hohem Blutverlust. Dem will er durch konzentrierte Ansiedlung solcher Gerinnungsfaktoren begegnen. Dadurch kommt es zu einer Verdickung des versackten Blutes, das unter Umständen kaum noch transportabel ist. Der Blutstau ist da und wölbt sich häßlich und rotblau in den angeschwollenen Adern unter der Haut.

Besonders häufig entstehen Krampfadern im Bereich von Venenklappen, oft auch in tiefer gelegenen Venen: Dort sind die Venen, die sogenannten Begleitvenen gleichlaufender Arterien, viel dicker als an der Oberfläche der Waden, sie führen demnach auch viel mehr venöses Blut mit sich. Wenn Venenklappen porös sind, kommt es zu einem krankhaften Rückfluß von Blut, entgegengesetzt also der natürlichen Strömungsrichtung zum Herzen hin.

Weiteres Venenblut staut sich an dieser Stelle. Dieses erhöhte Blutvolumen drängt jetzt aus der Hauptvene heraus und sucht sich mögliche Umwege. Es kann sogar Muskelschichten durchstoßen und in die Venenverästelung unter der Hautoberfläche gelangen. Hier wächst der Druck auf die kleineren Venen stark an. Sie weiten sich dementsprechend – Krampfadern entstehen. Dieser Prozeß entwickelt sich bevorzugt an der Innenseite der Unterschenkel.

Ein solcher „Umgehungskreislauf" (Wissenschaftler sprechen vom Kollateralkreislauf aufgrund von Venenschwäche) spielt sich nicht einmal bevorzugt unter der Hautoberfläche ab, sondern auch in anderen Bereichen vorzugsweise der Beine. Bei vielen Betroffenen sind erhebliche Abschnitte der eigentlichen Hauptvenen stillgelegt, längst hat sich eine ganze „Straßenkarte" von Umgehungswegen um verstopfte oder halbverstopfte Venen gebildet, und zwar über Venenkanäle, die vorher nur geringere Mengen Blut leiten mußten.

Die weiten sich nun, um die venöse Blutfracht aufnehmen zu können, und werden ebenfalls zu Krampfadern, auch wenn man sie tief in den Oberschenkeln gar nicht sieht. Zu erkennen sind diese krankhaften Prozesse jedoch unter der Haut der Unterschenkel.

Was wir also als Krampfadern sichtbar wahrnehmen, ist eine Krankheit, die sich längst auch innerhalb des Körpers etabliert hat. Begünstigt und letztlich eingeleitet wird eine Entwicklung zu Krampfadern durch diese schon erwähnten Ursachen:

● Zu heftiges Stuhlpressen. Das verstärkt den Druck „bergab" auf die Beinvenen erheblich, das an den kaputten Venenklappen bereits angestaute Blut wird mit einem Schub in oberflächige Wadenvenen gepreßt.

- Ähnliches geschieht, wenn schwere Gegenstände gehoben werden,
- wenn man zu lange steht oder sitzt (zum Beispiel bei langen Autofahrten oder im Büro).

Wenn also bereits eine innere, meist unbemerkte Venenschwäche vorliegt, kann ein solcher Auslöser zu ersten Krampfadern führen. Die erweitern und vergrößern sich dann nur allzugern, nachdem das Blut ja nun einen Ersatzweg aus inneren Großvenen gefunden hat. Jetzt besteht die Gefahr, daß bei jeder Belastung aus den oben erwähnten Gründen mehr und mehr venöses Blut den Umgehungskreislauf durch die bereits bestehenden Krampfadern sucht.

Am Ende etablieren sich hier Ersatzvenen, und es entstehen zweierlei Beschwerden bzw. Krankheiten: Erstens sind derlei massive Blutumleitungen durch eigentlich kleine, zarte Venen denkbar ungesund, zweitens „verhungern" nun die inneren Großvenen. Der Blutfluß in ihnen versiegt langsam, es kommt zu Blutgerinnungsprozessen. Die Gefahr einer Thrombose oder einer Embolie, eines Gefäßverschlusses, wächst.

Krampfadern sind also keineswegs nur eine häßlich-lästige Erscheinung am Bein, sondern ein Warnsymptom für möglicherweise viel schwerwiegendere Erkrankungen.

Wie sich innere Venenleiden auswirken können

So wird schnell klar, daß eine rein äußerliche Behandlung von Krampfadern die innere, versteckte Ursache nicht ausräumt. Es ist deshalb sinnlos, auf die Verheißungen etwa der Pharmaindustrie oder von Kosmetiksalons zu setzen, die versprechen, daß bestimmte Therapieprinzipien Krampfadern rasch zurückbilden, was auch die Ärzte den Patienten oft nicht deutlich genug klarmachen. Denn Salben, Gels, Cremes oder Lotionen können das Übel nicht beseitigen. Die oft darin enthaltenen Wirkstoffe Heparin oder Heparinoide erreichen ihren Zielort durch die Haut nur sehr begrenzt. Sie wirken außerdem bestenfalls „fibrinolytisch", das heißt, sie bauen lediglich Gerinnungsstoffe ab – dies aber auch nur in äußeren Venen, nicht dort, wo die eigentliche Krankheit sitzt: in tiefer gelegenen Venen.

Gefahr durch beschädigte Venen

● Eine sogenannte Thrombophlebitis, eine Entzündung im Bereich der Gefäßwand, kann entstehen.

● Dadurch kommt es zu erhöhter Blutgerinnung, eine Thrombose (Blutgerinnsel) kann sich bilden.

● Besonders gefährlich sind gerade solche Gerinnselbildungen in tiefer gelegenen Beinvenen.

● Im schlimmsten Fall entsteht eine lebensbedrohende Embolie in der Lunge.

Früher sprachen Angiologen (Gefäßexperten) von einem „varikösen Symptomenkomplex" (von Varizen = Krampfadern) heute von „chronisch-venöser Insuffizienz".

Die äußert sich bei zunehmendem Krankheitsverlauf in verschiedenen Stufen:

Zuerst erweitern sich die Venen an den Seiten der Füße, abends bilden sich oft Schwellungen an den Knöcheln.

In der zweiten Stufe prägen sich fächer- oder sternförmige Blutungen an den Unterschenkeln oberhalb der Knöchel aus. Sie führen zu gelblich-bräunlichen bis blauvioletten Verfärbungen; ähnliche Verfärbungen also wie bei einem Bluterguß.

In der dritten Stufe kommt es zu Krampfadern und zu Unterschenkelgeschwüren.

Ganz ohne Vorwarnung bilden sich Krampfadern fast nie. Die Warnzeichen leider nur werden allzu selten beachtet.

Die Warnzeichen

Zunächst leidet man an einer oft unerklärlichen Müdigkeit. Dann kommen Spannungs- und Schweregefühl in den Beinen hinzu. Die Fußsohlen brennen, je länger man steht, desto stärker. Beim Laufen bessern sich diese Symptome, ebenso beim Hochlegen der Beine. Schließlich entwickelt sich eine chronische Entzündung im Hautbereich, die sehr schmerzhaft sein kann. Die Haut verschwielt, es bilden sich „harte Beine", außerdem Krampfadern, die sogenannten Warnvenen. Die Haut beginnt sich zu schuppen. Es kann zu Fieber kommen. Die betroffenen Beine zeigen eine spürbare Überwärmung, schwellen oft erheblich an. Wenn die Beine herabhängen, z. B. bei langem oder längerem Sitzen, verfärben sie sich.

Die Schmerzen werden stärker, nehmen unter Umständen bei Hustenanfällen zu. Schmerzen im Oberschenkelbereich sind dann besonders besorgniserregend, sie können Warnzeichen einer beginnenden Thrombose sein.

Um gezielt an die Behandlung von Krampfadern heranzugehen, ist es also sehr wichtig, diese eigentlich meist harmlosen Erscheinungen im Zusammenhang mit einer allgemeinen Venenschwäche bzw. -erkrankung zu sehen. Wenn Venen sehr beschädigt sind, verstärkt sich die Tendenz zu enzymatischem Abbau von Gefäßwandzellen. Dadurch können sich die Symptome verschlimmern.

Problem Blutgerinnung

Wie schon erwähnt, konzentriert unser Organismus vorsichtshalber viel Fibrin, einen Blutgerinnungsstoff, um stark gedehnte, geschwächte oder anderweitig angegriffene Venen. Dafür müssen wir dankbar sein, denn auf diese Weise können Minirisse in sehr stark ausgedehnten Venengefäßen schnell abgedichtet werden. Der Blutfaserstoff Fibrin ist also eine Art Notarzt im Körper.

Diese gütige Vorsichtsmaßnahme der Natur bringt aber Nachteile für alle Menschen mit Krampfadern:

● Das Blut wird dickflüssig,

● die Durchblutung nimmt ab,

● die Kombination von Fibrin und Fett macht die Haut hart und ungesund.

Damit sich Fibrin letztlich nicht allzusehr konzentriert und dadurch mehr Schaden als Nutzen bewirkt, hat die Natur eine Hemm- und Kontrollsubstanz entwickelt: den sogenannten Plasminogenaktivator. Er spielt bei der Behandlung von Venenleiden und damit auch von Krampfadern eine besondere Rolle: Er leitet über mehrere Stoffwechselstufen einen Prozeß ein, bei dem das die Krampfadern fördernde Fibrin in wasserlösliche Fibrineiweißkörper aufgelöst wird. Abgebautes Fibrin wird auf diese Weise vom Blutstrom weggeschwemmt und ausgeschieden. Wissenschaftler nennen diesen Vorgang Fibrinolyse, Abbau von Fibrin.

Fibrin arbeitet naturgemäß eng mit allen Blutgerinnungsstoffen zusammen. Davon gibt es in unserem Körper eine ganze Reihe (sie spielen bei der Wundheilung die Hauptrolle). Die wichtigsten sind die Blutplättchen (Thrombozyten). Diese „aggregieren" (wie Wissenschaftler es nennen), ballen sich zusammen und bilden Blutkrusten und Blutverdickungen, z. B. im Bereich der Venenwände. Blutplättchen tragen oft mit zur Entstehung von Krampfadern bei.

Die gute Nachricht: Unser Organismus weiß immer ganz genau und viel besser als wir selbst, was in ihm vorgeht. So reagiert eine nervlich-signalgesteuerte Gefäßwandkontrolle sehr schnell auf Verbesserungen im Gesamtzustand: Steigt etwa die Durchblutung dank bestimmter Lebensmittel oder Vitalstoffe (darüber mehr in den nachfolgenden Kapiteln), so schickt er mehr Plasminogenaktivator an die „Front", baut somit mehr venenschädliches und blutverdickendes Fibrin ab. Das geschieht oft schon wenige Stunden nach einer entsprechenden Mahlzeit.

„Ein Abbau von Venenbeschwerden und möglicherweise auch von Krampfadern funktioniert nur über den Stoffwechsel", erklärt der US-Experte George S. Tristano vom New York University Medical Center. „Eine topische, örtlich von außen über die Haut angewendete Therapie ist ziemlich nutzlos."

Was moderne Wissenschaftler empfehlen

Ganz egal, ob die Krampfadern bereits vorhanden sind oder sich erst entwickeln – bestimmte Maßnahmen sind unerläßlich:

● Die Beine von Druck entlasten, möglichst wenig lange stehen oder sitzen.

● Die Beine hochlegen.

● Das gefährliche Stuhlpressen, das Krampfadern begünstigen kann, möglichst vermeiden, die Toilette also nur dann aufsuchen, wenn tatsächlich starker Stuhldrang besteht. Zur Beruhigung: Selbst wenn es einmal zwei oder drei Tage nicht „klappt", ist dies noch lange nicht besorgniserregend.

● Die Beinmuskeln viel bewegen, z. B. durch Gymnastik, Wandern, Joggen oder sonstigen Sport.

● Die Beine nicht übereinanderschlagen.

● Keine Absätze tragen, die höher sind als vier Zentimeter.

● Den Alkoholkonsum drosseln (er wirkt venenerweiternd).

● Kneippsche Wechselgüsse oder Kniegüsse fördern die

Durchblutung und stärken den sogenannten Tonus, die Gefäßwandspannung der Venen.

● Übergewicht abbauen.

● Statt des Aufzugs die Treppe benutzen.

● Möglichst oft barfuß gehen.

● Das Fußende des Bettes hochstellen, oder beim Schlafen ein Kissen unter die Waden legen.

So kann man Venen „gesundessen"

Am allerwichtigsten für die Vorbeugung und auch Behandlung von Krampfadern oder anderen Venenbeschwerden ist eine sofortige Umstellung der gewohnten Alltagskost. Ganz wichtig dabei: Venenleiden oder Krampfadern haben ihre eigentliche Ursache fast immer in einer Fehlernährung. Wer sich aber hauptsächlich gesund ernährt, kann seine Beine selbst durch langes Stehen, Gewichte heben, durch mehrere Schwangerschaften oder eine sitzende Tätigkeit (z. B. im Büro) belasten, wie er will: Er wird normalerweise keine Krampfadern bekommen, selbst dann nicht, wenn eine sogenannte genetische Disposition (eine vererbte Neigung zu Krampfadern) vorliegt.

Finger weg – diese Lebensmittel fördern Krampfadern

Alle hellen Mehlprodukte wie Nudeln, Pizza, Kuchen, Weißbrot schaden den Venen indirekt, weil ihnen durch die Abtrennung der kostbaren Keimlinge alle gefäßkräftigenden Substanzen (wie Vitamine und Spurenelemente) fehlen.

Das gleiche gilt für Zucker und alles, was süß schmeckt, außer für fruktosehaltiges (fruchtzuckersüßes) Obst. Damit Zucker und helle Mehlprodukte im Stoffwechsel abgebaut und entsorgt werden können, werden dem Organismus und damit den Venenwänden wichtige Vitalstoffe entzogen.

Mit tierischen Fetten (z. B. in Wurst) sowie fetten Soßen, Dressings, Dips und Mayonnaisen können unsere Venenwände überhaupt nichts anfangen.

Besonders schädlich ist die Kombination von Zucker, Fett und hellen Mehlprodukten, z. B. in Cremespeisen, süßen Pfannkuchen, Torten, Gebäck usw. Sie bremsen die Venendurchblutung und hemmen die Neubildung von Venenkollagen, machen Veneninnenwände schwach und leiern die ohnehin schwachen Venen aus.

Zugelangt – diese Lebensmittel verhindern Krampfadern

Die Natur hält ein reiches Angebot an fibrinolytischen (durchblutungsfördernden) und gefäßkräftigenden Lebensmitteln bereit:

● Obst, Rohkost, Salat, kurz gegartes Gemüse; kurz alles, was frisch und knackig ist,

● durchblutungsfördernde Nahrungsmittel wie Knoblauch, Lauch, Paprika, Zwiebeln,

Fortsetzung:

● alle kräftigen Gewürze wie Ingwer, Curry, Pfeffer, Paprikapulver,

● alle Vollkornprodukte sowie Naturreis – sie führen dem Darm Ballaststoffe zu (dadurch bessert sich die Verdauung, Verstopfungen mit Stuhlpressen bleiben aus),

● Milch und magere Milchprodukte wie Quark, Joghurt, Kefir, Buttermilch, Dickmilch,

● Soja- und Tofuprodukte,

● Eier und in begrenztem Maß Kaltwasserfisch (mit seinen entzündungshemmenden Omega-3-Fettsäuren) sowie etwas mageres Fleisch oder Geflügel.

Ideale Nahrungsergänzungsmittel für die Behandlung von Krampfadern sind Bierhefe und Melasse. Sie sind sehr reich an Zink, dem für die Venenwände vielleicht wichtigsten Spurenelement.

Was man sonst noch gegen Krampfadern tun kann

Hilfreich sind kühlende Umschläge, eventuell getränkt mit Alkohol. Ebenso können Kompressionsstrümpfe oder -verbände helfen, die es im einschlägigen Fachhandel zu kaufen gibt. Engsitzende Hosen sind dagegen eher schädlich.

Abends vor dem Fernseher sollte man liegen und nicht sitzen. Bettruhe nach dem Mittagessen fördert die Heilung, weil es nach der Hauptmahlzeit zu erheblichen Blut- und Wasseransammlungen im Bauchraum kommt, die sonst vor allem die Wadenvenen mittragen müßten.

Roßkastanien-Produkte (aus der Apotheke) wirken Ödemen (Wasseransammlungen) und Entzündungen entgegen, sie machen Venenwände dichter und hemmen deren Permeabilität (Durchlässigkeit), weil sie die krankhaft erhöhte Anzahl feinster Poren in Venenwänden abbauen. Der darin enthaltene Hauptwirkstoff Aescin ist ein sogenanntes Saponingemisch (Pflanzenschutzstoffe) aus rund 30 verschiedenen hochwirksamen Substanzen, dem viele Tiere in freier Natur die gesunde Funktion ihrer Venen verdanken. Aescin kann insbesondere bei Begleitsymptomen von Krampfadern wie Juckreiz, Schmerzen, Schweregefühl und Unterschenkelgeschwüren lindernd und auch heilend wirken. Aescin wirkt darüber hinaus stark venotonisch, das heißt, es erhöht die Gefäßwandspannung der Venen, indem es das elastische Fasergewebe des Venenkollagens kräftigt. Dadurch verengen sich unnatürlich erweiterte Venen wieder. Aescin hilft darüber hinaus auch bei Besenreisern, den vielfach geplatzten Miniäderchen im Unterhautbereich.

Die schon erwähnten Enzymwirkstoffe Bromelain und Papain (in Ananas und Papaya) kurbeln den Fibrinabbau im Blut an. Das ist deshalb wichtig, weil Krampfaderpatienten einen Mangel an diesem Plasminogenaktivator in den Venenwänden haben. Der Verzehr von zweimal täglich einer Papaya oder einem halben Liter unverdünntem Ananassaft kann den Blutfluß in den Venen deutlich verbessern.

Krampfadern durch Verödung beseitigen

Das ist zwar alles andere als eine natürliche Heilmethode, aber sie hat ihren Sinn. Wenn sich die blauroten Adernschlangen in den Waden einmal ausgeformt haben, sind sie oft kaum wegzubekommen. Sport und eine Umstellung auf gesunde, venenfreundliche Kost kann das Problem zwar lindern. Oft aber – Gefäßexperten sprechen dies ganz unverblümt aus – bessern sich Symptome nicht in dem erwünschten Maß.

Der Grund liegt darin, daß sich diese unnatürlich aufgewölbten Gefäße schlecht zurückbilden und enzymatisch schwer abbauen lassen. Die in diesem Kapitel beschriebenen Therapiehilfen eignen sich bestens dafür, die Venenkräfte im Körper generell zu stärken und das Venensystem gesunden zu lassen. Ausgeprägte Krampfadern sind aber, ähnlich wie Narben, vor allem bei älteren Menschen schwerlich ganz zu beseitigen.

Zwar gesunden die natürlichen Venenwege im Innern der Beine, die Venenklappen arbeiten wieder normal, das gesamte Venensystem wird gefestigt, das Risiko schwerwiegender Erkrankungen gesenkt. Auch der Hauptweg des venösen Blutes zurück zum Herzen ist wiederhergestellt. Durch die Krampfadern fließt wieder viel weniger Blut. Die störenden Gebilde aber bleiben oft, wenn auch reduziert, quasi als Erinnerung an jahre- bis jahrzehntelange Fehlernährung und Bewegungsmangel.

Moderne Gefäßexperten raten in solchen hartnäckigen Fällen zur Verödung dieser Gebilde. Dies geschieht relativ problemlos durch den Hautarzt oder Neurologen, der die Krampfadern durch das Einspritzen bestimmter Substanzen verödet. Das Venengewebe stirbt dann ab und wird durch den Blutkreislauf entsorgt. Nach kurzer Zeit ist man seine sichtbaren Krampfadern weitgehend oder ganz los.

Weil es sich dabei um kosmetische Eingriffe handelt, sind die Krankenkassen kaum bereit, die Kosten dafür zu übernehmen. Krampfadern sind aber, so nennen es die Angiologen (Gefäßexperten), auch ein psychisches Problem. Meistens ist es daher sinnvoll, die Behandlung notfalls aus eigener Tasche zu bezahlen. Was dabei ganz wichtig ist: Die Verödung sollte unbedingt von einem geschulten Facharzt durchgeführt werden, der diese Art von Behandlung auch beherrscht. Am besten ist es, sich an eine Universitätsklinik zu wenden oder sich genau nach der Adresse eines entsprechenden Facharztes zu erkundigen. Auf keinen Fall aber sollte man sich allzuschnell in die Hände eines sogenannten Schönheitschirurgen begeben. Dort besteht die Gefahr, daß die Behandlung viel Geld kostet, aber nicht unbedingt den erwünschten Erfolg hervorbringt.

Wenn Beine dick werden

Eine sehr unangenehme Begleiterscheinung von Venenleiden sind Schwellungen der Beine. Je tiefer gelegen die Beinregion ist, desto schwerer ist sie betroffen. Diese Schwellungen haben zwei Hauptursachen: eine erhöhte Permeabilität (Durchlässigkeit, Porösität) der Venengefäße und zu starker Druck auf die betroffene Venenregion.

Unsere Venen sind keine isoliert verlaufenden Rohre. Sie bilden einen lebendigen Teil des Gesamtgewebes, sind also mit dem sie umgebenden Muskel-, Bindegewebe oder anderen Gewebsstrukturen verflochten. Mit diesem angrenzenden Gewebe besteht demnach auch ein reger Austausch, was für die Venen ganz wichtig ist, denn deren Wände müssen mit Vitalstoffen versorgt werden wie alle anderen Teile des Körpers auch.

Solange wir uns gesund ernähren, kein Übergewicht haben und auch sonst unsere Venen nicht zu sehr belasten, haben diese sensiblen Austauschmechanismen auch keine Probleme. Anders sieht es aber aus, wenn die Venenwände geschwächt und gereizt sind. Dann verschlechtert sich der Vitalstoffaustausch, die Venen werden krank.

- Das Kollagen in den Gefäßwänden wird dünner und reißt,

- dadurch werden die Venenwände poröser, die in ihnen enthaltenen Poren vermehren und vergrößern sich.

- Blutplasma, der wäßrige Teil des Blutes, sickert aus und ins angrenzende Gewebe.

- In Gewebsspalten sammelt sich dieses Wasser, es staut sich zu Ödemen (Wasserschwellungen), die oft nur schwer abzubauen sind.

Der Grund: Körperwasser wird zwar ständig und regelmäßig immer neu auf- und abgebaut, es ist wichtiger Bestandteil der extrazellulären Flüssigkeit, in der sich unsere rund 70 Billionen Körperzellen wie im Wasserbad befinden. Dabei funktioniert der Zustrom und Abstrom von Wasser über feinste Kapillaren, die mit den Körperzellen in enger Berührung stehen.

Wenn sich aber große Ödeme bilden, haben diese Wasseransammlungen kaum Berührung mit abführenden Blutgefäßen. Anders als über diese kann Körperwasser jedoch nicht auf natürliche Weise abgebaut werden, weder über Blut- noch über Lymphbahnen. Venenbedingte Schwellungen bilden sich dementsprechend oft sehr langsam zurück, zumal die Venen nicht dicht sind und der Zustrom von Blutplasma weiterhin anhält.

Besonders betroffen sind die tiefsten Beinregionen im Knöchel- und Wadenbereich; dort ist der Druck auf die Venen am größten – im Gegensatz zum normalen Blutdruck ein ungesunder Druck, der das aufsteigende venöse Blut hemmt und teilweise sogar zurückdrängt.

Ein Gefäßexperte hat dies einmal so ausgedrückt: „Könnten Menschen mit Beinschwellungen auf den Händen spazierengehen, wären sie ihre Probleme schnell los." Dann könnte nämlich das Venenblut viel freier zum Herzen hin fließen, die

Venen wären nicht so überlastet, ihre Gefäßwände blieben kräftig und dicht.

Wasseransammlungen in den unteren Extremitäten führen zu weiteren Beschwerden: Der Stoffwechsel im Hautgewebe wird massiv gestört, die Haut dünnt aus. Es kommt zu Schmerzen. Die Haut ist oft so entzündet, daß jede Berührung weh tut.

Es gibt Menschen, die eine Neigung zu Ödemen haben und bei Belastung (langem Stehen, Sitzen) schwere und dicke Beine bekommen. Die eigentliche Ursache ist dann meist eine vererbte Venenschwäche. Diese Betroffenen müssen ganz besonders die Empfehlungen bezüglich Ernährung und Verhalten beherzigen, wie sie in diesem Buch erläutert sind. Dazu zählt in erster Linie eine Entlastung der Beine. Es gibt aber noch weitere Empfehlungen und auch Risiken, die Menschen mit Beinschwellungen beachten sollten.

Kochsalz läßt Beine anschwellen

Natriumchlorid – so lautet die chemische Bezeichnung für Salz. Das darin enthaltene Natrium bindet in hohem Maße Wasser. Damit hat die Natur ein Instrument entwickelt, mit dem sie Wasser im Körper „verschieben" kann. Osmose nennt man den Vorgang, bei dem Wasser einer salzreichen Lösung zuströmt. Dieser Mechanismus spielt bei der Nährstoffversorgung von Zellen oder auch beim Transfer von Vitalstoffen aus dem Darm durch die Darmschleimhaut ins Blut eine große Rolle.

Salz erhöht das Blutvolumen, indem es Wasser anzieht. Genauer gesagt: die Menge des Blutplasmas, aus dem sich Ödeme in den Beinen bilden. Je salzreicher wir essen, desto eher entstehen Venenleiden und Ödeme in den Beinen.

Über diesen Zusammenhang gibt es jetzt ganz neue Erkenntnisse. Deren Fazit: Bereits eine einzige sehr salzreiche Mahlzeit kann Stunden später erhebliche Schwellungen im Knöchelbereich hervorrufen. Möglicherweise ist dies eine der Ursachen dafür, daß sich dicke Beine bevorzugt gegen Abend bilden, die Schwellungen sich hingegen gegen Morgen zurückbilden.

Salz verändert den sogenannten Ionentransport in der Venenmuskulatur. (Zur Erläuterung: Über elektrisch geladene Ionen, das sind Atomteilchen, bilden sich mikroskopisch kleine Transportwege aus dem Blut in die Zellen und zurück.) So erhöht ein salzreiches Essen zwar die Menge an Blut, an Lymphe und an extrazellulärer Flüssigkeit. Die Zellen des Venenkollagens und der Venenmuskeln trocknen aber dadurch aus.

Bei allen Wasseransammlungen in den Beinen verhält es sich so:

● Eine salzreiche Kost sorgt für immer mehr Blut sowie extrazelluläre Flüssigkeit,

● es kommt zu einem anhaltenden osmotischen Einströmen von Wasser in die Blutbahnen.

● Diesem Druck halten ohnehin geschwächte Venenwände nicht stand. Sie weiten sich, werden poröser, Blutwasser tritt ins angrenzende Gewebe aus und bildet dort größere Ansammlungen.

Auf die gleiche Weise führt Salz auch zu erhöhtem Blutdruck: Das Natrium im Salz erhöht den Tonus, die Gefäßwandspannung der Venen- und Arterienwände. Dadurch verengen sich die Adern, während sich gleichzeitig viel mehr Blut durch sie hindurchpreßt. Dadurch steigt der Blutdruck. Bei salzarmer Kost sinkt der Blutdruck entsprechend, und auch Ödeme bilden sich zurück.

Neue Biotips von Experten

● Möglichst wenig Salz in der Küche verwenden. Dafür Kräuter und Gewürze nehmen.

● Kaliumreiche Kost auf den Tisch: Avocado, Brokkoli und andere Grüngemüse, Bananen, Biokartoffeln mit Schale, Kohl, Hülsenfrüchte, Knollengemüse, Vollkornprodukte, Spargel (siehe auch den nachfolgenden Rezeptteil). Kalium ist im Stoffwechsel der Gegenspieler von Natrium. Es wirkt wasserausschwemmend und ist demnach der beste Vitalstoff für den Abbau von venenbedingten Beinschwellungen.

Noch einige nützliche Tips von Fachleuten: Erhöhte Wasseransammlungen sind oft mit einem Mangel an Vitamin B6 im Körper verbunden. Wird dem Organismus gezielt Vitamin B6 zugeführt, kommt es rasch zu erhöhter Wasserausscheidung über den Urin. Das Vitamin ist vorwiegend in Leber, Soja- und Tofuprodukten, allen Nüssen, Samen, Kernen, Bananen, Spinat, Avocado, Vollkornprodukten, Fisch, Muskelfleisch und Geflügel enthalten.

Pantothensäure (Vitamin B5), Kalzium sowie Vitamin D wirken ebenfalls entwässernd. Panthotensäure ist sehr reich in Leber, Kaltwasserfisch, Vollkornprodukten, Nüssen, Eigelb, Kernen, Wild, Krabben, Muskelfleisch und Vollmilch sowie Milchprodukten wie Quark, Käse und Joghurt enthalten.

Vitamin D synthetisieren unsere Hautzellen aus Cholesterin unter der Einwirkung von Sonnenlicht. Deshalb ist es für Menschen mit Beinödemen wichtig, ihre Haut wenigstens 20 Minuten am Tag der Sonne auszusetzen. In den Herbst-

und Wintermonaten ist es sinnvoll, regelmäßig ins Sonnenstudio zu gehen.

Ein Warnhinweis: Schnellösliche Kohlenhydrate in hellen Mehlprodukten, Zucker oder Alkohol enthalten zwar selbst kein Natrium. Sie binden unter Umständen aber Salz und führen zu erhöhter Wasserbildung in den Beinen.

> **Regel Nr. 3:**
> Venenleiden, Übergewicht, erhöhter Blutdruck und Beinschwellungen treten häufig gemeinsam auf und haben meistens die gleichen Ursachen.

Was tun bei Unterschenkelgeschwüren?

Diese Hautkrankheit (wissenschaftlich: Ulkus cruris) tritt meist über den Innenknöcheln auf und breitet sich von dort über größere Hautareale aus. Sie hat zwar häufig ihren Ausgangspunkt in geschwächten Venen, wird aber bald zu einem eigenständigen Krankheitsbild: Die Haut an den betroffenen Partien wird zusehends dünner, Entzündungen stellen sich ein. Es kommt zu offenen Hautstellen, die sich zu größeren Herden erweitern können. Diese Stellen sind gerötet, angeschwollen, dunkel verfärbt; sie bluten, nachdem anfangs erst kleinere, oft punktförmige Gefäßverletzungen aufgetreten sind. Die Geschwüre können sich auch aus offenen Krampfadern heraus entwickeln.

Nässende, schmerzhafte Unterschenkelgeschwüre sind die unangenehmste Begleiterscheinung von Veneninsuffizienz. Sie sind sehr hartnäckig, aus zweierlei Gründen:

● Die eigentliche Ursache, nämlich Schäden an tiefer gelegenen Venen, wird nicht ausgeräumt.

● Die Hautkrankheit selbst spricht auf eine normale Wundheilungstherapie kaum an.

Oft ist der Gesamtblutkreislauf so gedrosselt und geschädigt, daß eine Versorgung der Haut mit heilenden Wirkstoffen gar nicht mehr möglich ist.

Bei vielen Menschen mit chronischen Venenleiden sind bis zu zehn oder mehr Prozent des gesamten Körperbluts versackt. Sie nehmen am Kreislauf gar nicht mehr teil. Statt dessen bilden sie verdickte Taschen in Venen; der Blutfluß reicht oft gerade aus, um sie nicht ganz gerinnen und verklumpen zu lassen.

Das Restblut kommt dann seiner Aufgabe nur noch bedingt nach, die Körperzellen mit frischen Vitalstoffen und Sauerstoff zu versorgen. Der Plasmaanteil steigt zwar mitunter unter dem Einfluß salzreicher Kost, die enthaltenen Nährstofflösungen darin werden aber immer kümmerlicher.

Gerade für die Wundheilung braucht der Organismus spezielle Biostoffe in erhöhter Konzentration. Der wichtigste: das Spurenelement **Zink**. Ohnehin in unserer Nahrung knapp bemessen, gelangt Zink oft kaum noch in die Wundrandbezirke, von denen aus sich Unterschenkelgeschwüre wieder schließen könnten.

Zunächst einmal müssen zinkhaltige weiße Blutkörperchen (die Phagozyten) den Hautmüll aus toten Zellen, Eiweißresten, ranzigem Cholesterin und Krankheitskeimen neutralisieren, ehe er abtransportiert werden kann. Erst dann kann es zu neuer Zellbildung kommen. Zink hilft mit, Sauerstoff in den Wundbereich zu tragen, und es ist daran beteiligt, daß Blut gerinnt, wenn es mit Luft in Berührung kommt – ein wichtiger Mechanismus bei der Heilung von Unterschenkelgeschwüren.

Unser Nahrungs-Zink reicht für einen solchen Heilprozeß nicht aus. Empfehlenswert ist ein Zinkpräparat aus der Apotheke, das alle Körperzellen von innen, aus dem Stoffwechsel heraus mit Zink versorgt. Es sollte über einige Wochen bis

Monate eingenommen werden, damit die Zinkkonzentrationen nachhaltig steigen können. Dabei ist zu berücksichtigen, daß der tägliche Zinkbedarf bei Streß ohnehin erheblich ist, daß Venen und Haut also oft erst bei einer Extrazufuhr dieses Spurenelements ausreichend Heilmaterial zur Verfügung steht.

Unterschenkelgeschwüre heilen rascher, wenn auch die **Vitamin-E-Zufuhr** erhöht wird. Dieses Immunschutzvitamin für öligfeuchte Hautzellen ist in Pflanzenölen enthalten. Empfohlen wird darüber hinaus die Einnahme des Vitamins als hochdosiertes Medikament. Pflanzenöle sollten nämlich dem Organismus nicht in zu großen Mengen zugeführt werden, weil sie sonst im Körper unter dem Einfluß Freier Radikale oxidiert werden können.

Vitamin C ist ebenfalls ein bedeutendes Heilvitamin bei Unterschenkelgeschwüren. Es wirkt erstens eng mit Vitamin E zusammen und ist zweitens ein Enzymspender beim Wiederaufbau von Unterhautkollagen und Bindegewebe der Venen. Enthalten ist Vitamin C in frischem Obst. Seine Heilwirkung verbessert sich noch bei der Einnahme von hochkonzentriertem Ascorbinsäure-Pulver (täglich zweimal ein Teelöffel).

Folsäure ist ein Wachstumsvitamin, auch bei der Hautbildung. Es wirkt im Zellkern beim Neuaufbau der Genstrukturen, ohne die sich keine neue Haut bilden kann und ohne die sich auch keine Venen abdichten und kräftigen lassen. Reich an Folsäure sind Leber, grünes Blattgemüse und -salat, Soja- und Tofuprodukte, Eigelb, Hülsenfrüchte, Kohl, Vollkornprodukte und Spargel. Ausgezeichnete Nahrungsergänzung: Weizenkleie, Melasse und Bierhefe.

Bei allen entzündlichen Venenkrankheiten sollten über längere Zeit keine tierischen Fleisch- oder Fettprodukte gegessen werden. Der Grund: Sie enthalten Arachidonsäure, eine Fettsäure, welche die Entzündung fördern kann.

Bei Geschwüren: Fisch statt Fleisch

Fleischfette sind der „Bösewicht" bei Entzündungen. Aus ihnen macht der Stoffwechsel sogenannte Leukotriene, die im Venenbereich und auf der Haut Entzündungen durch heftige Immunreaktionen hervorrufen.

Die Omega-3-Fettsäuren in Kaltwasserfisch schützen vor Entzündungen. Sie erzeugen spezielle sogenannte Prostaglandine (Gewebshormone), die den Ausstoß von Histamin (für Schwellungen und Rötungen verantwortlich) sowie von Entzündungsmolekülen hemmen. Diese „guten" Fettsäuren siedeln sich außerdem reich im Hautgewebe an und verdrängen daraus die „böse" Arachidonsäure.

Unter dem massiven Einsatz der erwähnten Vitalstoffe und bei konsequenter Umstellung auf eine gesunde Basiskost aus naturbelassenen Lebensmitteln bilden sich Unterschenkelgeschwüre am ehesten zurück. Dabei sollte man den Selbstheilungskräften der Haut vertrauen, die durch topisch (äußerlich) angewendete Mittel wie Puder, Cremes, Salben usw. oft eher gehemmt als unterstützt werden.

Auch Hämorrhoiden sind ein Venenleiden

Diese knotenförmigen Erweiterungen von Venenästen im Mastdarmbereich (auch Arterien können betroffen sein) entwickeln sich in mehreren Stufen:
● Zunächst bilden sich leichte, kaum tast- oder sichtbare Vorwölbungen.

● Sie quellen kurzzeitig auf, bilden sich zunächst rasch zurück.

● Nach und nach bleiben diese Knötchen jedoch erhalten und formen große Hämorrhoidalknoten aus.

Erste Symptome sind Juckreiz, ein Druckgefühl im Rektum (Mastdarm), danach kommt es zu Brennen, Jucken und auch heftigeren Beschwerden. Venenrisse können die Folge sein, dann beginnen Hämorrhoiden zu bluten.

Innere Hämorrhoiden lassen sich schlechter behandeln als die äußeren, sogenannten perianalen Knoten. Beide Arten von Hämorrhoiden sind jedoch ein Warnhinweis darauf, daß Venen (auch anderswo im Körper) nicht gesund und kräftig sind.

Wie auch bei anderen Formen von Venenleiden gibt es für die Entwicklung der Hämorrhoiden besondere Risikofaktoren: Übergewicht; heftiges Stuhlpressen bei Darmträgheit und Verstopfung, das oft spontan zu Auswölbungen führt; chronischer Durchfall, bei dem sich durch ständige Reinigung des Analbereichs Gewebe entzündet, was dann besonders leicht zu Gefäßrissen und Blutungen führt, außerdem zu heftigen Schwellungen und Schmerzen.

Von solchen Hämorrhoiden sind immer mehr Menschen betroffen, Frauen ebenso wie Männer. Sie entstehen zwar im Keim meist bereits um das 20. Lebensjahr, bilden ihre lästigen Symptome aber häufig erst nach dem 30. Lebensjahr aus. Rund jeder Dritte leidet daran, ab dem 50. Lebensjahr etwa jeder Zweite.

Weil es sich meist um typische Venenbeschwerden handelt, liegt deren Ursache auch in Fehlernährung und Bewegungsmangel. Schwangerschaften, langes Stehen oder Sitzen, das Heben schwerer Gewichte wirken sich schädlich aus.

Die äußeren Hämorrhoiden entstehen unterhalb des sogenannten anorektalen Bereichs, in dem etwa drei Zentimeter langen Analkanal, wo sich die Haut ins Innere des Mastdarms stülpt. Dort bilden sich entweder Blutverklumpungen in Venen (infolge von Rissen), oder es kommt zu Verwachsungen von Bindegewebe, die von einer Hautschicht überlagert werden. Ausgangspunkt ist stets eine Verletzung der Venenwände.

Die inneren Hämorrhoiden entstehen im Bereich der Analschleimhaut. Sie können sich jedoch so weit vorwölben, daß sie aus dem Enddarm herausragen. Im Anfangsstadium können sie bluten, schmerzen aber meist noch nicht, weil sich im betroffenen Bereich relativ wenig Nervenenden befinden (die Schmerz weiterleiten). Wenn es zum Prolaps (Vorwölbung) kommt, treten allerdings oft heftige Schmerzen auf. Die Hämorrhoiden können dann durch den Schließmuskel abgeschnürt werden, was die Schmerzen verstärkt und die Thrombosegefahr erhöht. Die Blutungen treten meist im Zusammenhang mit der Stuhlentleerung auf. Dabei kann es zu beträchtlichen Blutverlusten kommen.

Hämorrhoiden sind bei manchen Völkern weitgehend unbekannt. Nämlich dort, wo die Ernährung überwiegend aus naturbelassenen und ballaststoffreichen Lebensmitteln besteht. Was die Bildung von Hämorrhoiden besonders begünstigt, ist demnach eine Alltagskost aus verfeinerten Lebensmitteln (wie Zucker und hellen Mehlprodukten sowie poliertem Reis) mit nur geringem Anteil an Obst, Salat, Rohkost, Gemüse, Kartoffeln, Naturreis und Vollkornprodukten. Eine solche Ernährung wirkt nicht nur massiv verstopfend, sie schädigt auch die Venenwände in besonderem Maße. Ballaststoffe (wie sie im nachfolgenden Rezeptteil empfohlen werden) wirken stets mild laxativ (abführend), entlasten auch die Venenwände von schädlichen Substanzen. Die Umstellung auf eine entsprechende Kost kann insbesondere die äußeren, aber auch inneren Hämorrhoiden abbauen.

Die meist harten, kräftig tastbaren Knoten und Knötchen werden im Idealfall schon innerhalb weniger Tage spürbar weicher, fühlen sich bald wie leere Taschen an und schließen sich wieder enger dem Analbereich an. Bei gesunder Kost gehen sie mehr und mehr in der Rektalhaut auf und sind dann überhaupt nicht mehr tastbar.

Was soll man bei Hämorrhoiden tun?

Neben den bereits erwähnten Therapiehilfen bei allen Venenbeschwerden empfehlen Experten:

● Warme Sitzbäder entlasten den betroffenen Bereich. Sie sollten nicht zu heiß sein. Ideal sind sie zwischen 38 und 40 Grad.

● Äußerlich angewendete Salben oder Cremes (aus der Apotheke) können Schmerzen und Juckreiz lindern. Sie sollten natürliche Wirkstoffe enthalten (z. B. Öle; Zinksubstanzen).

● Hilfreich sind – über einen Zeitraum von 30 bis 60 Tagen eingenommen – Vitamin A (wichtiger Hautschutz), ein Vitamin-B-Komplex (verbessert den entlastenden Kohlenhydratstoffwechsel), Vitamin C (Immunschutz, rüstet krankes Bindegewebe auf), Vitamin E (wichtig für Heilungsprozesse) sowie Zink. Entsprechende Präparate aus der Apotheke können, mit Hilfe von gesunder Kost, die Selbstheilungskräfte im befallenen Bereich unterstützen.

Wenn kranke Venen müde machen

Wie bereits beschrieben, sind Venen sehr dehnfähig. Kranke und geschwächte Venen werden zusätzlich oft lasch und weiten sich. Sie nehmen dann mehr Blut auf, als die Natur vorgesehen hat. Als Folge davon sinkt der Blutdruck.

Dies zwar oft nur minimal. Trotzdem: Vor allem die Glukoseversorgung von Gehirn- und Nervenzellen wird gedrosselt. Dies führt dann zu einer oft chronischen, unerklärlichen Müdigkeit, weil Glukose praktisch der einzige Brennstoff ist, den diese Gewebe akzeptieren.

Besonders deutlich zeigt sich dies oft morgens, nach dem Aufstehen: Nachts sinkt nämlich der Blutdruck ohnehin um bis zu 20 Prozent, gerade dadurch kommt es zu weniger Streßimpulsen, der Körper erholt sich. Morgens ist aber ein kräftiges Kreislaufsystem aus gesunden Arterien und Venen besonders wichtig, um innerhalb von Minuten den Blutdruck wieder auf Normalmaß anzuheben, damit die Körperzellen (nicht nur in Gehirn und Nerven) schnell mit allen wichtigen Vitalstoffen versorgt sind. Nur so fühlen wir uns fit und vital gerüstet für die Herausforderungen des Tages.

Wenn die Venen aber zu lasch sind und Blut in ihnen versackt, kann sich der Kreislauf nie richtig stabilisieren. Menschen mit schwachen Venen leiden zusätzlich noch unter Wettereinflüssen. Der Grund: In den Venenwänden (und auch in den Arterien) reagieren sogenannte Barorezeptoren unendlich sensibel auf Luftdruckveränderungen.

Auf diese Weise sorgt die Natur dafür, daß z. B. in Schlechtwetterphasen mit Tiefdruck und viel Regen der Stoffwechsel leicht gedämpft wird. In diesen Perioden erholt sich die Natur – Menschen, Tiere und Pflanzen. Bei aufkommendem Hochdruck mit schönem Wetter sind wir dann für neue Aufgaben gerüstet. Der Stoffwechsel wird stimuliert, deshalb fühlen wir uns bei gutem Wetter dynamischer und vitaler.

Männer und Frauen mit ausgeprägter Venenschwäche sind oft Hypotoniker, sie haben einen etwas zu niedrigen Blutdruck. Da hilft die schon reichlich beschriebene Versorgung der Venen mit erfrischenden Vitalstoffen. Was zusätzlich hilfreich sein kann, ist Salz (das allerdings bei bestimmten Beschwerden wie Unterschenkelgeschwüren gemieden werden sollte). Das Natrium im Kochsalz erhöht den Tonus, die Gefäßwandspannung in den Venen. Diese verengen sich dann, sind weniger lasch und geben ihr versacktes Blut wieder an den Kreislauf ab. Die Folge: Man fühlt sich frischer.

Der große Rezeptteil

Den Venen durch die richtige Nahrung helfen – unter dieser Maxime steht die folgende Sammlung von Rezepten in diesem Buch. Sie stellen natürlich nur eine Auswahl dar. Sie sind aber repräsentativ für eine gesunde Alltagskost, die Gefäße schützt und Zellgewebe aufbaut und kräftigt. Schon nach einer Woche kann sich der Zustand der Venen deutlich verbessern. Alle drei Gefäßschichten, die innere Gefäßwand, die Muskel- und Bindegewebeschicht werden gleichermaßen gefestigt und abgedichtet.

Die richtige Ernährung besteht eigentlich aus zwei Teilen: erstens dem Weglassen aller Lebensmittel, die für die Venen schädlich sind, und zweitens einer konsequent durchgehaltenen Dauerkost aus naturbelassenen Nahrungsmitteln. Eine solche Ernährung (verbunden mit Bewegungstherapie) ist der einzig richtige Weg zur Gesundung geschwächter, kranker Venen.

Die Rezepte sind jeweils für ein bis zwei Personen berechnet. Salate zum Mittagessen sind empfehlenswert. Zum Frühstück sind Kaffee oder Tee mit Sahne und Zucker erlaubt. Getränke: möglichst selbstgepreßte Frucht- und Gemüsesäfte, Kräutertees, Milch und Mineralwasser.

Schon beim Frühstück den Venen helfen

Kalter Braten auf Toast

80 g kalter Braten
1 TL Butter
1 EL Mayonnaise
1 Tomate
2 Scheiben Vollkorntoast

Vollkorntoast rösten und mit Butter bestreichen. Kalten Braten darauf verteilen, mit Mayonnaise garnieren. Tomate waschen, in Scheiben schneiden und auf die Brote legen.

Tofuwürstchen mit Senf

2 Tofuwürstchen (aus dem Bioladen)
1 TL scharfer Senf
2 TL Butter
2 Scheiben Pumpernickel

1 TL Butter in der Pfanne erhitzen, Tofuwürstchen darin braten, auf einem Teller mit Senf garnieren. Pumpernickel mit der restlichen Butter bestreichen und dazu essen.

Matjesschnitte

1 Matjesfilet
1 kleine Zwiebel
2 TL Butter
1 Scheibe Vollkornbrot

Zwiebel in Scheiben schneiden. 1 TL Butter in der Pfanne erhitzen und Zwiebel darin goldgelb dünsten. Restliche Butter auf das Vollkornbrot streichen. Matjesfilet darauflegen und gebräunte Zwiebelscheiben obenauf schichten.

Obstmüsli

150 g frisches Saisonobst
100 g Dickmilch
40 g Haferflocken
1 EL Honig
1 TL Zitronensaft
1 TL Sonnenblumenkerne

Haferflocken mit Dickmilch, Honig und Zitronensaft verrühren und etwas ziehen lassen. Obst waschen, putzen und kleinschneiden. Unter die Haferflocken mischen und Sonnenblumenkerne darüberstreuen.

Erdbeerquark

100 g Magerquark
etwas Mineralwasser
100 g Erdbeeren
1 TL Zitronensaft
1 TL Honig
1 TL gehackte Pistazien
2 Scheiben Vollkornknäckebrot

Erdbeeren waschen, vierteln, mit Zitronensaft beträufeln und etwas ziehen lassen. Magerquark mit dem Mineralwasser glattrühren, Honig und Erdbeeren daruntermischen. Mit Pistazien bestreuen und mit dem Knäckebrot servieren.

Eibrötchen

2 Eier
1 TL Butter
2 Sardellen
Pfeffer, Paprika
2 Vollkornbrötchen

Eier hart kochen und in Scheiben schneiden. Vollkornbrötchen mit Butter bestreichen. Eischeiben darauf verteilen, mit Pfeffer und Paprika bestreuen. Sardellen darauf garnieren.

Balkan-Frühstück

1 Ei
1 Tomate
1 Essiggurke
8 schwarze Oliven
50 g Schafskäse
Salz, Kümmel
1 TL Butter
2 Scheiben Vollkornknäckebrot

Ei hart kochen. Oliven entkernen, Tomate und Essiggurke in Scheiben schneiden. Knäckebrot mit Butter bestreichen. Alles zusammen anrichten.

Roastbeef mit Tomate

80 g Roastbeef
1 Tomate
1 EL Meerrettich
2 EL Sahne
1 TL Butter
2 Scheiben Pumpernickel

Pumpernickel mit Butter bestreichen. Sahne leicht anschlagen, mit dem Meerrettich vermischen. Roastbeef damit bestreichen und zu Röllchen formen. Auf den Pumpernickel legen. Tomate waschen, in Scheiben schneiden und darauf verteilen.

Bananenmilch mit Melasse

1 Banane
1/4 l Milch
1 EL Melasse
1 TL gehackte Nüsse

Banane in Scheiben schneiden. Milch erwärmen, Bananenscheiben und Melasse darin verrühren. Mit den Nüssen
bestreuen.

Rosinenjoghurt

1 Glas Bioghurt
1 EL Honig
1 EL Rosinen
1 TL Butter
1 Scheibe Vollkornbrot

Honig und Rosinen im Joghurt verrühren. Vollkornbrot mit
Butter bestreichen und dazu essen.

Omas Frühstück

1 Ei
1 TL Butter
1 TL Honig
1 TL Orangenmarmelade
Salz
2 Vollkornbrötchen

Ei hart kochen, im Eierbecher mit dem Salzstreuer servieren.
Vollkornbrötchen aufschneiden, mit Butter und Honig bzw.
Marmelade bestreichen.

Apfelmüsli mit Nüssen

100 g Magerquark
3 EL Vollkornhaferflocken
1 kleiner Bioapfel
3 EL Sahne
1 EL Honig
1 TL Rosinen

Magerquark mit Sahne glattrühren. Bioapfel waschen und
mit der Schale in den Quark raffeln. Haferflocken und Honig
daruntermischen. Mit Rosinen überstreuen.

Rührei mit Tofu

50 g Tofu
2 Rühreier
2 TL Butter
Salz, Pfeffer, Paprika
2 Scheiben Vollkorntoast

1 TL Butter in der Pfanne erhitzen. Tofu in Scheibchen schneiden und anbraten. Eier mit Salz und Pfeffer verquirlen, darübergießen und stocken lassen. Mit Paprika bestreuen. Vollkorntoast rösten und mit der restlichen Butter bestreichen. Alles zusammen servieren.

Tomaten-Mascarpone-Brot

1 Tomate
50 g Mascarpone
6 schwarze Oliven
2 Scheiben Pumpernickel

Tomate überbrühen, enthäuten und in Scheiben schneiden. Oliven entkernen und grob zerkleinern. Pumpernickel mit Mascarpone bestreichen, Tomatenscheiben und Oliven darauf garnieren.

Südseekrabben

50 g Krabben
1 Ananasring
1/2 Mango (aus der Dose)
1 Kiwi
1 Becher Joghurt
1 Vollkornbrötchen

Krabben überbrausen, abtrocknen. Ananas, Mango und geschälte Kiwi in kleine Stücke schneiden und mit den Krabben und dem Joghurt verrühren. Vollkornbrötchen dazu servieren.

Kiwiquark mit Dinkelbrot

100 g Magerquark
3 EL Sahne
1 EL Honig
1 Kiwi
1 Scheibe Dinkelbrot

Magerquark mit der Sahne glattrühren. Kiwi schälen, in Scheiben schneiden und mit dem Honig daruntermischen. Auf das Dinkelbrot geben und dieses in zwei Hälften schneiden.

Pute mit Feigen

100 g geräucherte Putenbrust
4 frische Feigen
1 EL Biomayonnaise
1 TL Butter
2 Scheiben Vollkorntoast

Vollkorntoast rösten und mit Butter bestreichen. Putenbrust mit Mayonnaise bestreichen, zu Röllchen formen und auf die Toastscheiben geben. Feigen in Scheiben schneiden und dazu garnieren.

Forellenfilet mit Pumpernickel

1 Forellenfilet
1 EL Meerrettich
1 EL Sahne
1 TL Butter
2 Scheiben Pumpernickel

Pumpernickel mit Butter bestreichen. Sahne steif schlagen, mit dem Meerrettich vermischen. Forellenfilet in Scheiben schneiden und auf den Broten verteilen. Mit der Meerrettichsahne garnieren.

Joghurt mit Datteln

1 Glas Bioghurt
10 entkernte Datteln (aus dem Bioladen)
1 EL Sonnenblumenkerne
2 Scheiben Vollkornknäckebrot

Datteln in kleine Stücke schneiden, mit dem Joghurt vermischen. Sonnenblumenkerne darüberstreuen und zusammen mit dem Knäckebrot essen.

Hüttenkäse mit Erdbeeren

100 g Hüttenkäse
100 g Erdbeeren
1 TL Zitronensaft
1 EL Honig
2 Scheiben Vollkorntoast

Erdbeeren waschen, vierteln, mit Zitronensaft beträufeln und etwas ziehen lassen. Hüttenkäse mit dem Honig verrühren. Obenauf die Erdbeeren schichten und zusammen mit dem Vollkorntoast servieren.

Melasseschnitten

2 EL Melasse
1 TL Butter
1 TL gehackte Nüsse
2 Scheiben Vollkorntoast

Vollkorntoast rösten und mit Butter bestreichen. Melasse daraufstreichen und Nüsse darüberstreuen.

Leckere, kerngesunde Zwischengerichte

Avocadomus

1/2 Avocado
1 TL Zitronensaft
Salz, Pfeffer
1 Scheibe Vollkornknäckebrot

Avocadofruchtfleisch herauslesen. Mit der Gabel zerkneten, mit Zitronensaft beträufeln und mit Salz und Pfeffer abschmecken. Zusammen mit dem Knäckebrot essen.

Melone mit Parmaschinken

2 Scheiben Honigmelone
50 g Parmaschinken, dünn geschnitten
1 TL Butter
1 Scheibe Vollkorntoast

Vollkorntoast rösten, mit Butter bestreichen. Parmaschinken und Melone dazu garnieren.

Schafskäse mit Oliven

50 g Schafskäse
6 Oliven
1 TL Butter
1 Vollkornbrötchen

Brötchen mit Butter bestreichen. Oliven entkernen und zusammen mit dem Schafskäse anrichten.

Kalter Braten mit Tomate

1 Scheibe kalter Braten
1 Tomate
1 EL Mascarpone
1 Scheibe Pumpernickel

Pumpernickel mit Mascarpone bestreichen. Mit dem kalten Braten belegen. Tomate in Scheiben schneiden und darauflegen.

Roastbeef mit Silberzwiebeln

1 Scheibe Roastbeef
2 EL Silberzwiebeln
1 TL Butter
1 Scheibe Toast

Toast mit Butter bestreichen. Mit Roastbeef und Silberzwiebeln belegen.

Krabbenschnitten

50 g Krabben
1 Ananasring
1 EL Biomayonnaise
1 TL Butter
1 Scheibe Vollkorntoast

Krabben abbrausen, gut abtropfen lassen. Ananas in Stücke
schneiden und mit den Krabben und der Mayonnaise
mischen. Vollkorntoast mit Butter bestreichen und dazu
essen.

Ölsardinen mit Zitronenscheibchen

50 g Ölsardinen
1/2 geschälte Zitrone
1 TL Butter
1 Scheibe Pumpernickel

Pumpernickel mit Butter bestreichen. Ölsardinen darauflegen. Zitrone in sehr dünne Scheiben schneiden und darauflegen.

Kaviar-Ei

1 Ei
1 TL Kaviar
1 TL Mayonnaise
1 TL Butter
1 Scheibe Vollkornbrot

Vollkorntoast rösten, mit Butter bestreichen. Ei hart kochen, in Scheiben schneiden und auf die Scheibe Toast legen. Mit Kaviar und Mayonnaise garnieren.

Olivenquark

50 g Magerquark
1 EL Sahne
5 schwarze Oliven
1 TL Sonnenblumenkerne
1 Scheibe Pumpernickel

Magerquark mit Sahne glattrühren. Oliven entkernen, grob zerkleinern und mit dem Magerquark mischen. Mit Sonnenblumenkernen bestreuen. Zusammen mit dem Pumpernickel essen.

Kleiner Rohkostteller

1 Möhre
50 g Rote Bete
50 g Sellerie
1 kleiner Bioapfel
1 Orange
1 EL Obstessig
2 EL Öl
Salz, Pfeffer
1 TL gehackte Nüsse

Sellerie, Möhre, Rote Bete und Apfel waschen und grob raspeln. Orange schälen und in kleine Stücke schneiden. Alles gut miteinander vermengen. Essig, Öl, 1 EL Wasser, Salz und Pfeffer zu einer Soße verrühren und mit der Rohkost mischen. Etwas durchziehen lassen und mit den Nüssen bestreuen.

Gekochter Maiskolben

1 Maiskolben
1 TL Kräuterbutter
Salz, Pfeffer

Maiskolben in Salzwasser 15 Minuten kochen. Herausnehmen, abtropfen lassen. Mit der Kräuterbutter bestreichen, so daß diese darauf schmilzt. Mit Salz und Pfeffer bestreuen.

Dickmilch mit Trockenfrüchten

1/4 l Dickmilch
30 g Trockenfrüchte
1 TL Honig
1 TL Zitronensaft
1 TL Rosinen

Trockenfrüchte abends einweichen und in den Kühlschrank stellen. Morgens in kleine Stücke schneiden, mit Honig und Zitronensaft vermischen, wenige Minuten ziehen lassen, dann mit der Dickmilch verquirlen. Rosinen darüberstreuen.

Forelle mit Tomate

1 Forellenfilet
1 Tomate
1 EL Mascarpone
1 EL Schnittlauch, gehackt
2 Scheiben Vollkorntoast

Tomate überbrühen, enthäuten und in Scheiben schneiden. Vollkorntoast mit Mascarpone bestreichen. Forellenfilet in Scheiben schneiden und auf einer der Toastscheiben verteilen. Tomatenscheiben darauflegen, mit Schnittlauch bestreuen und mit der zweiten Toastscheibe abdecken.

Thunfisch mit Kapern

50 g Thunfisch (aus der Dose)
1 TL Kapern
1 Salatblatt
1 TL Butter
1 Scheibe Vollkorntoast

Vollkorntoast mit Butter bestreichen und mit dem Salatblatt belegen. Thunfisch etwas zerteilen und auf das Salatblatt geben. Mit Kapern garnieren.

Lachsröllchen

50 g Räucherlachs
1 EL Zwiebelwürfel
3 geschälte Zitronenscheiben
1 TL Butter
1 Vollkornbrötchen

Vollkornbrötchen mit Butter bestreichen und mit Zitronenscheiben belegen. Lachs zum Röllchen formen und daraufgeben. Zwiebelwürfel darüberstreuen.

Putenbrust mit Ananas und Mango

1 Scheibe geräucherte Putenbrust
1 Ananasring
1/2 Mango (aus der Dose)
1 EL Mascarpone
1 Scheibe Pumpernickel

Ananas und Mango in Stücke schneiden. Pumpernickel mit Mascarpone bestreichen. Putenscheibe darauflegen und mit den Obststücken garnieren.

Bündner Fleisch mit Tomate

50 g Bündner Fleisch
1 Tomate
1 TL Meerrettich
1 EL Sahne
1 Scheibe Dinkelbrot

Tomate waschen und in Scheiben schneiden. Sahne leicht steif schlagen, mit dem Meerrettich mischen, auf die Brotscheibe streichen. Bündner Fleisch daraufgeben, mit Tomatenscheiben belegen.

Haferflocken mit Erdbeeren

3 EL Vollkornhaferflocken
100 g Erdbeeren
6 EL Dickmilch
1 EL Honig
1 TL Zitronensaft

Erdbeeren waschen, vierteln und mit Honig und Zitronensaft
vermischen. Haferflocken in eine Schale geben, Erdbeeren
darübergeben und die Dickmilch darauf verteilen.

Tofuschnitten

1 Tofuwürstchen (aus dem Bioladen)
1 TL Senf
1 TL Butter
2 Scheiben Vollkorntoast

Vollkorntoast mit Butter bestreichen. Tofuwürstchen in
Scheiben schneiden und auf eine Toastscheibe verteilen.
Senfkleckse daraufgeben. Mit der zweiten Toastscheibe
abdecken.

Zwiebeltoast

1 Zwiebel
2 TL Butter
Pfeffer, Paprika
1 Scheibe Vollkornbrot

Zwiebel in Scheiben schneiden. 1 TL Butter in der Pfanne erhitzen und Zwiebel darin goldgelb dünsten. Die restliche Butter auf das Vollkornbrot streichen. Zwiebelscheiben daraufschichten, mit Pfeffer und Paprika bestreuen.

Rührei mit Tomate

1 Ei
1 Tomate
1 TL Butter
Salz, Pfeffer
2 Scheiben Vollkornknäckebrot

Butter in der Pfanne erhitzen. Ei mit Salz und Pfeffer verquirlen und in der Pfanne zum Stocken bringen. Tomate waschen, in Scheiben schneiden und auf dem Ei verteilen. Zusammen mit dem Knäckebrot essen.

Bananenjoghurt

1 Glas Bioghurt
1 Banane
1 EL Honig
1 TL Rosinen
1 TL Sonnenblumenkerne

Banane in Scheiben schneiden. Mit Honig und Rosinen im
Joghurt gut verrühren. Sonnenblumenkerne darüberstreuen.

Möhrenschale

2 mittelgroße Möhren
1 TL Zitronensaft
1 TL Öl
1 TL Petersilie, gehackt
Salz, Pfeffer
2 Scheiben Vollkornknäckebrot

Möhren waschen und raspeln. Mit Öl, Zitronensaft, Salz und
Pfeffer vermischen. Petersilie darüberstreuen. Mit dem
Knäckebrot essen.

Orangenquark

100 g Magerquark
2 EL Orangenmarmelade
1/2 Orange
1 TL Zitronensaft
1 EL gehackte Nüsse
1 TL Rosinen

Magerquark mit Zitronensaft und Orangenmarmelade gut vermischen. Orange in Stücke schneiden und darübergeben. Mit Rosinen garnieren.

Schinkenbrot

1 Scheibe magerer gekochter Schinken
1 EL Mascarpone
1 kleine Essiggurke
1 Scheibe Pumpernickel

Pumpernickel mit Mascarpone bestreichen. Essiggurke in Scheibchen schneiden, auf die Schinkenscheibe geben und diese zusammenrollen. Schinkenröllchen auf den Pumpernickel geben.

Hauptmahlzeiten –
unserem Gefäßsystem zuliebe

Putenschnitzel mit Mango

4 EL Naturreis
2 Putenschnitzel (à ca. 80 g)
4 halbe Mango (aus der Dose)
1 TL Öl
1 TL Hühnerbrühe
1 EL Sahne
Salz, Pfeffer

Naturreis in Salzwasser bißfest kochen. Öl in der Pfanne erhitzen. Putenschnitzel auf beiden Seiten gut anbraten. Mango
in Stücke schneiden und dazugeben. Schnitzel mit Salz und
Pfeffer würzen. Herausnehmen und warm stellen. Bratfond
mit der Hühnerbrühe und 2 EL Wasser aufkochen. Sahne hinzugeben und abschmecken. Putenschnitzel mit Mango auf
Tellern anrichten, Soße darübergeben. Zusammen mit dem
Naturreis anrichten.

Schinkennudeln mit Parmesan

150 g Vollkornnudeln
10 g magerer gekochter Schinken
2 EL saure Sahne
2 EL Parmesan
1 EL Schmelzkäse
1 TL Gemüsebrühe
5 Blättchen Basilikum

Vollkornnudeln al dente kochen. Gemüsebrühe mit 1/8 l Wasser aufkochen. Saure Sahne und Schmelzkäse unterrühren. Schinken in Würfel schneiden und zu der Brühe geben. Nudeln abtropfen lassen und mit der Soße mischen. Basilikumblättchen in feine Streifen schneiden. Zusammen mit dem Parmesan über das Nudelgericht geben.

Palatschinken mit Apfelscheiben

1 Ei
etwas Mineralwasser
1 Bioapfel
1 TL Butter
Muskat, Zimt

Apfel waschen, Kerngehäuse entfernen und samt Schale in feine Scheibchen schneiden. Butter in der Pfanne erhitzen. Apfelscheiben darin goldgelb braten. Ei mit wenig Mineralwasser und etwas Muskat verquirlen. Eimasse darübergießen und stocken lassen. Zimt darüberstreuen.

Rohkost mit Thunfisch und Ei

60 g Thunfisch (aus der Dose)
300 g Saisongemüse
1 EL Öl
1 EL Essig
Salz, Pfeffer
2 Scheiben Vollkornbrot

Ei hart kochen und in Scheiben schneiden. Gemüse waschen,
putzen und kleinschneiden. Aus Essig, Öl, Salz und Pfeffer
eine Soße rühren und darübergießen. Etwas einziehen lassen.
Rohkost mit Eischeibchen und Thunfischstücken garnieren.
Dazu das Vollkornbrot servieren.

Spaghetti Bolognese

150 g Vollkornspaghetti
150 g Beefsteakhack
2 Zwiebeln
1 Knoblauchzehe
2 Tomaten
1 TL Öl
2 TL Tomatenmark
1 EL Instantbrühe
Salz, Pfeffer, Oregano

Vollkornspaghetti in Salzwasser al dente kochen. Zwiebel und Knoblauchzehe in feine Würfel schneiden. Tomaten überbrühen, enthäuten, in Stücke schneiden. Öl in der Pfanne erhitzen. Beefsteakhack gut 5 Minuten anbraten. Zwiebeln, Knoblauch und Tomatenstücke dazugeben. Mit Tomatenmark, Instantbrühe, Salz und Pfeffer abschmecken, etwas einkochen lassen. Oregano unterrühren. Zusammen mit den Vollkornspaghetti anrichten.

Kleine Rumpsteaks mit Gorgonzolasoße

4 EL Naturreis
2 kleine Rumpsteaks (je ca. 80 g)
1 EL Butter
1 Knoblauchzehe
50 g Gorgonzola
1 TL Zitronensaft
2 EL Sahne
Salz, Pfeffer, Muskat

Naturreis in Salzwasser bißfest kochen. Butter in der Pfanne erhitzen. Rumpsteaks von beiden Seiten braten. Herausnehmen und warm stellen. Knoblauchzehe halbieren, in dem Bratfett kurz andünsten und wieder aus der Pfanne nehmen. Sahne in die Pfanne geben, den kleingeschnittenen Gorgonzola darin schmelzen lassen. Mit Muskat, Pfeffer und Zitronensaft abschmecken. Über die Rumpsteaks gießen und mit dem Naturreis servieren.

Fischfilet mit Zwiebeln

6 mittelgroße Biokartoffeln
200 g Fischfilet
1 Zwiebel
1 TL Zitronensaft
2 EL saure Sahne
1 TL Öl
1 TL Dill, gehackt
Paprika, Salz, Pfeffer

Biokartoffeln in Salzwasser gar kochen. Fischfilet waschen, abtrocknen, mit Zitronensaft beträufeln, mit Paprika und Pfeffer würzen. Zwiebel in Ringe schneiden. Öl in der Pfanne erhitzen, Zwiebelringe darin goldgelb dünsten. Fischfilet darauflegen. Mit saurer Sahne übergießen und ca. 20 Minuten bei mittlerer Hitze garen. Biokartoffel mit Dill überstreuen, zu dem Fischfilet servieren und mit der Schale essen.

Spinat mit Ei und Kartoffeln

4 Biokartoffeln
200 g frischer Spinat
2 Eier
3 EL Obstessig
1 TL Butter
Salz, Muskat

Biokartoffeln in Salzwasser gar kochen. Spinat verlesen, waschen und tropfnaß in einen großen Topf geben. Mit Salz überstreuen und zugedeckt dünsten, bis er ganz zusammengefallen ist. Herausnehmen, auf vorgewärmten Tellern anrichten, mit Butterflöckchen überstreuen und warm halten. 1 Liter Wasser mit dem Obstessig und Salz zum Kochen bringen. Eier nacheinander in eine Tasse schlagen und vorsichtig in die Brühe gleiten lassen. Ziehen lassen, bis das Eiweiß ganz weiß ist. Mit einem Schaumlöffel herausnehmen. Auf den Blattspinat setzen und alles zusammen servieren. Biokartoffeln mit Schale essen.

Hühnerleber mit Kartoffeln und Kohl

4 mittelgroße Kartoffeln
120 g Hühnerleber
200 g Blumenkohl
1 Ecke Schmelzkäse
1 TL Schnittlauch, gehackt
Salz, Pfeffer, Paprika

Kartoffeln gar kochen. Blumenkohl putzen, waschen, in kleine Röschen zerteilen, in wenig Salzwasser bißfest garen. Butter in der Pfanne erhitzen. Hühnerleber rundherum 3 Minuten braten. Salzen und pfeffern. Schmelzkäse mit 1 EL Wasser verrühren, mit der Leber kurz erhitzen, mit Paprikapulver abschmecken. Blumenkohl und gepellte Kartoffeln anrichten. Schmelzkäse über den Blumenkohl gießen. Schnittlauch darüberstreuen. Dazu die Hühnerleber anrichten.

Tofugulasch mit Reis

4 EL Naturreis
200 g Tofu
1 Zwiebel
1 Paprikaschote
1 TL Tomatenmark
1 TL Öl
1 EL saure Sahne
Salz, Pfeffer

Naturreis in Salzwasser bißfest kochen. Zwiebel und Paprikaschote in Würfel schneiden. Öl im Topf erhitzen, Tofu in
Würfel schneiden und im Öl anbraten. Zwiebel und Paprika
hinzufügen, mit 3 EL Wasser aufgießen, pfeffern und salzen.
Bei mittlerer Hitze 10 Minuten garen. Saure Sahne und Tomatenmark unterrühren. Noch einmal pikant abschmecken.
Zusammen mit dem Naturreis servieren.

Reisomelett mit Mango

4 EL Vollkornreis
4 halbe Mango (aus der Dose)
1 Ei
1 EL Vollkornmehl
2 EL Vollmilch
1 TL Butter
1 EL Honig
Salz

Vollkornreis in Salzwasser körnig kochen. Eigelb mit Milch und Vollkornmehl verrühren. Unter den fertigen Reis rühren. Eiweiß mit Salz steif schlagen und unterheben. Butter in der Pfanne erhitzen, zwei Pfannkuchen goldgelb ausbacken. Mango in Scheiben schneiden und auf den Pfannkuchen verteilen. Honig zum Süßen darübergeben.

Fischtopf natur

150 g Fischfilet
1 Zwiebel
1 Knoblauchzehe
1 Zucchini
1 Möhre
1/4 l Gemüsebrühe
1 EL Parmesan, gerieben
1 TL Petersilie, gehackt
Pfeffer

Möhre und Zucchini waschen, in Scheiben schneiden. Zwiebel fein würfeln. Gemüsebrühe erhitzen, Gemüse, Zwiebel und zerdrückte Knoblauchzehe 5 Minuten darin kochen. Fischfilet waschen, abtrocknen, in Würfel schneiden und in den Topf geben. Mit Pfeffer würzen, weitere 9 Minuten bei schwacher Hitze kochen. Zum Schluß gehackte Petersilie unterrühren. In Teller geben und mit Parmesan überstreuen.

Pilze mit Rührei und Kartoffeln

4 mittelgroße Biokartoffeln
2 Eier
50 g Pfifferlinge
1 TL Butter
2 EL Mineralwasser
1 EL gehackte gemischte Kräuter
Salz, Pfeffer

Biokartoffeln in Salzwasser gar kochen. Pfifferlinge putzen
und zerkleinern. Butter in der Pfanne erhitzen. Pfifferlinge
dazugeben und 5 Minuten unter Rühren dünsten. Eier mit
Mineralwasser, Kräutern, Salz und Pfeffer verquirlen. Über
die Pfifferlinge geben und unter Wenden stocken lassen. Biokartoffeln anschneiden, Butter in den Spalt geben, mit der
Schale zu dem Pilzrührei essen.

Wurstsalat mit Kartoffeln

6 mittelgroße Biokartoffeln
6 Tofuwürstchen (aus dem Bioladen)
1 Zwiebel
1 EL Butter
1 EL Essig
1 EL Öl
Salz, Pfeffer

Biokartoffeln in Salzwasser gar kochen. Tofuwürstchen in
Scheiben schneiden. Aus Essig, Öl, Salz und Pfeffer eine
Soße rühren und darübergeben. Gut vermischen und etwas
ziehen lassen. Biokartoffeln mit Butter zu dem Wurstsalat
servieren. Kartoffeln mit der Schale essen.

Putengeschnetzeltes mit Reis

4 EL Naturreis
200 g Putenbrust
1 Zwiebel
1 Gemüsegurke
1 EL Butter
4 EL saure Sahne
1 EL Dill, gehackt
Salz, Pfeffer

Naturreis in Salzwasser körnig kochen. Putenbrust in schmale Streifen schneiden. Gurke schälen, längs halbieren, mit dem Löffel die Kerne auskratzen. Gurke in Halbmonde, Zwiebel in kleine Würfel schneiden. Butter in der Pfanne erhitzen, Putenfleisch hineingeben und anbraten. Salzen, pfeffern, herausnehmen und warm stellen. Zwiebel im Bratfett goldgelb dünsten, Gurkenscheibchen hinzugeben. Kurz andünsten. Salzen und pfeffern. Saure Sahne unterrühren, das Putenfleisch wieder dazugeben. Noch einmal aufkochen lassen. Den Dill daruntermischen und mit dem Naturreis servieren.

Vollkornreis mit Austernpilzen

4 EL Vollkornreis
400 g Austernpilze
1 Zwiebel
1 Knoblauchzehe
2 EL saure Sahne
1 TL Öl
1 TL Butter
1 TL Zitronensaft
Salz, Pfeffer

Vollkornreis in Salzwasser bißfest kochen. Von den Austern-
pilzen die Hüte abschneiden und in Streifen schneiden. Öl
und Butter in der Pfanne erhitzen. Zwiebel und Knoblauchzehe kleinhacken und in der Pfanne andünsten. Pilze dazugeben
und 5 Minuten braten. Dabei gut verrühren. Saure Sahne
dazugeben. Mit Salz und Pfeffer würzen. Mit Zitronensaft
abschmecken und mit dem Vollkornreis servieren.

Schweinelendchen mit Mexikosoße

50 g Vollkornspätzle
200 g Schweinefilet
1 TL Öl
1 kleine Zwiebel
1 TL Zitronensaft
1 EL Tomatenketchup
1 EL eingelegte Tomatenpaprika
1 Sardelle
1 TL Dill, gehackt
Tabasco, Salz, Pfeffer

Vollkornspätzle in Salzwasser al dente kochen. Schweinefilet in 2 cm breite Scheiben schneiden. Öl in der Pfanne erhitzen, Lendchen darin von beiden Seiten 2 Minuten braun braten, salzen, pfeffern, herausnehmen und warm stellen. Zwiebel schälen, mit den übrigen Zutaten in einen Mixer geben und pürieren. Dabei scharf abschmecken. Soße über die Lendchen geben und diese zusammen mit den Vollkornspätzle servieren.

Kalbsleber mit Apfelscheiben

4 Biokartoffeln
150 g Kalbsleber
200 g Zwiebeln
1 Apfel
2 EL Butter
2 EL saure Sahne
1 TL frische Majoranblättchen
1 TL Zitronensaft
Salz, Pfeffer

Biokartoffeln in Salzwasser gar kochen. Kalbsleber waschen, abtrocknen, in mundgerechte Stücke schneiden. Zwiebeln in dünne Ringe schneiden. 1 EL Butter in der Pfanne erhitzen, Leber darin rundherum braun braten. Salzen, pfeffern, aus der Pfanne nehmen und warm stellen. Restliche Butter in die Pfanne geben, Zwiebelringe darin goldgelb dünsten. Apfel waschen, in Scheiben schneiden und dazugeben. Kurz mitkochen. Leber wieder dazugeben. Mit Salz, Pfeffer, Zitronensaft und Majoran würzen. Saure Sahne einrühren und zu den Biokartoffeln anrichten. Kartoffeln mit Schale essen.

Tofuchampignons mit Naturreis

4 EL Naturreis
150 g Tofu
100 g Champignons
1 Zwiebel
1 Möhre
1 Stange Bleichsellerie
1 Tomate
3 EL Butter
1/2 l Gemüsebrühe
30 g Parmesan, gerieben
Salz

Naturreis in Salzwasser bißfest kochen. Zwiebel und Möhre
schälen, Sellerie putzen, alles fein hacken und in Butter andünsten. Tomate überbrühen, enthäuten und in Würfel
schneiden. Champignons putzen und in Scheiben schneiden.
Alles zu der Gemüsemischung geben. Tofu in Würfel schneiden und ebenfalls hinzugeben. Etwas Wasser angießen und
10 Minuten leicht köcheln lassen. Mit Salz abschmecken und
mit Parmesan überstreuen. Zu dem Naturreis servieren.

Fischfilet mit pikantem Gemüse

4 Kartoffeln
200 g Fischfilet
1/2 l Salzwasser
1 Zwiebel
1 Möhre
1 Lorbeerblatt
1 TL Pfefferkörner
2 EL Butter
1 TL scharfer Senf
1 TL Petersilie, gehackt

Kartoffeln in Salzwasser gar kochen. Fischfilet waschen, trocknen und zerlegen. Salzwasser mit Zwiebel, Möhre, Lorbeerblatt und Pfefferkörnern zum Kochen bringen. Fisch hineinlegen und 15 Minuten ziehen lassen. Butter in einem kleinen Pfännchen erhitzen, Senf dazugeben und unter Rühren erhitzen. Kartoffeln abgießen, pellen und mit der Petersilie bestreuen. Fischstücke aus dem Sud heben, abtropfen lassen. Mit den Kartoffeln anrichten. Senfbutter über die Kartoffeln gießen.

Vollkornspaghetti mit Knoblauchsoße

150 g Vollkornspaghetti
3 Knoblauchzehen
50 g Parmesan, gerieben
3 Bund Basilikum
25 g Pinienkerne
5 EL Öl
Salz, Pfeffer

Vollkornspaghetti in Salzwasser al dente kochen. Basilikum waschen, abtrocknen, grobe Stiele entfernen. Basilikum, Pinienkerne und Knoblauchzehen im Mörser zu einem feinen Brei zerstoßen oder mit dem Blitzhacker zerhacken. Mit Öl und Parmesan gut vermischen. Mit Salz und Pfeffer abschmecken. Vollkornspaghetti mit der Knoblauchsoße vermischen und anrichten.

Gemüseauflauf

300 g Brokkoli
300 g Zucchini
2 Tomaten
1 Fenchelknolle
50 g Parmesan, gerieben
2 EL Butter
Salz, Pfeffer, Muskat

Fenchel waschen und in Viertel schneiden. Brokkoli waschen, putzen und zerkleinern. Zucchini und Tomaten waschen und in Scheiben schneiden. Gemüse in kochendem Salzwasser 3 Minuten kochen, herausnehmen und abtropfen lassen. Auflaufform mit Butter einpinseln, Gemüse hineinschichten. Mit Salz, Pfeffer, etwas Muskat und dem Parmesan überstreuen. Butterflöckchen darüber verteilen. Im Backofen bei 200 Grad überbacken, bis die Oberfläche goldbraun ist. Vollkornbrötchen dazu servieren.

Milchreis mit Honig

200 g Milchreis
1/2 l Milch
2 EL Honig
1 Vanilleschote
1 TL Zimt
2 cm unbehandelte Zitronenschale (Bioladen)

Milch mit aufgeschlitzter Vanilleschote und Zitronenschale
zum Kochen bringen. Zitronenschale und Schote danach wieder herausfischen. Milchreis hinzufügen und etwa 10 Minuten quellen lassen. Mit Honig vermischen, Zimt darüberstreu-
en und servieren.

Kartoffelsalat mit Tofuwürstchen

4 Tofuwürstchen (aus dem Bioladen)
250 g festkochende Kartoffeln
1 Zwiebel
1/2 Schlangengurke
2 EL Essig
2 TL Instantbrühe
1 EL Schnittlauch, gehackt
1 EL Senf
Salz, Pfeffer

Kartoffeln kochen, pellen und in Scheiben schneiden. Zwiebel in kleine Würfel schneiden, mit 1/10 Liter Wasser, dem Essig und der Instantbrühe aufkochen. Mit Salz und Pfeffer abschmecken. Gurke schälen, entkernen und in Stücke schneiden. Kartoffeln und Gurke mischen und mit der heißen Salatsoße übergießen. Alles gut mischen und 5 Minuten ziehen lassen. Mit Schnittlauch überstreuen. Tofuwürstchen in heißem Wasser erhitzen und mit dem Senf zu dem Kartoffelsalat servieren.

Vollkornnudeln mit Pilzen

150 g Vollkornnudeln
150 g Champignons
150 g Austernpilze
10 g getrocknete Steinpilze
1 Zwiebel
1 Knoblauchzehe
20 g Butter
1/10 l Gemüsebrühe
100 ml Sahne
1 EL Petersilie, gehackt
30 g Parmesan, gerieben
Salz, Pfeffer

Vollkornnudeln in Salzwasser bißfest kochen. Trockenpilze in kaltem Wasser einweichen. Zwiebel und Knoblauchzehe schälen. Zwiebel in Ringe schneiden, Knoblauchzehe zerdrücken, beides zusammen in der Pfanne in Butter andünsten. Pilze putzen, Champignons in Scheiben, Austernpilze in Stücke schneiden. Beides in die Pfanne geben und mitdünsten. Eingeweichte Pilze abgießen, waschen, kleinschneiden und ebenfalls hinzugeben. Gemüsebrühe und Sahne dazugießen. Etwa 5 Minuten gut einkochen lassen, mit Salz und Pfeffer abschmecken. Petersilie darübergeben. Pilze zu den Vollkornnudeln servieren und mit dem Parmesan bestreuen.

Schweineschnitzel mit Zucchini

4 EL Naturreis
2 kleine Schweineschnitzel à ca. 80 g
400 g Zucchini
1/2 Zitrone
2 EL Butter
1 EL Mandelblättchen
Salz, Pfeffer

Naturreis in Salzwasser körnig kochen. Zucchini waschen und in dünne Stifte schneiden. Schweineschnitzel mit Zitrone beträufeln, salzen und pfeffern. Butter in der Pfanne erhitzen und die Schnitzel von beiden Seiten etwa 3 Minuten braten. Herausnehmen und warm stellen. Mandelblättchen in das Bratfett geben, kurz anrösten. Zucchinistifte hinzufügen und unter Rühren etwa 2 Minuten braten. Mit Zitronensaft, Salz und Pfeffer abschmecken. Zusammen mit den Schnitzeln und dem Naturreis servieren.

Leber mit Salbei

4 Biokartoffeln
150 g Hühnerleber
1 Zwiebel
1 Salbeiblättchen
1 TL Rotweinessig
1 TL Petersilie, gehackt
2 TL Öl
Salz, Pfeffer

Biokartoffeln in Salzwasser gar kochen. Zwiebel schälen und hacken. Leber waschen, trockentupfen und kleinschneiden. 1 TL Öl in der Pfanne erhitzen und die Zwiebel unter Wenden goldgelb dünsten. Salbeiblättchen in Streifen schneiden, kurz hinzugeben, mit den Zwiebeln wieder aus der Pfanne nehmen und beiseite stellen. Restliches Öl in der Pfanne erhitzen und die Leber hineingeben. Mit Pfeffer würzen und unter Wenden ca. 3 Minuten braten. Zwiebeln untermischen, salzen und noch 2 Minuten braten. Leber mit Zwiebeln auf einem Teller anrichten. Essig in die Pfanne geben und den Bratfond damit lösen. Bratfond über die Leber gießen. Mit gehackter Petersilie bestreuen. Mit den Biokartoffeln servieren. Kartoffeln mit der Schale essen.

Fischfilet mit Meerrettich

4 EL Naturreis
200 g Kabeljau
1 EL Zitronensaft
1 EL Butter
1 TL Meerrettich
1 EL saure Sahne
1 EL Petersilie, gehackt

Naturreis in Salzwasser körnig kochen. Fischfilet waschen, trocknen, salzen und mit Zitronensaft beträufeln. Etwas ziehen lassen. In eine mit Butter ausgepinselte Auflaufform geben, Butterflöckchen darüberstreuen. Im Backofen bei 200 Grad 15 Minuten backen. Meerrettich mit etwas Zitronensaft und der sauren Sahne verrühren. Naturreis mit Petersilie überstreuen. Zusammen mit dem Fischfilet und der Soße servieren.

Wursteintopf

4 Tofuwürstchen (aus dem Bioladen)
15 g Suppengemüse
200 g Kartoffeln
1 Zwiebel
250 ml Gemüsebrühe
1 EL Petersilie, gehackt
Salz, Muskat

Suppengemüse waschen und zerkleinern. Kartoffeln waschen, schälen und würfeln. Das Öl im Topf erhitzen. Zwiebel kleinhacken und zusammen mit dem Gemüse hineingeben, darin andünsten. Kartoffeln hinzugeben, mit Brühe aufgießen und ca. 20 Minuten garen. Mit Salz und Muskat abschmecken. Tofuwürstchen hinzugeben und noch 5 Minuten miterhitzen. Das Gericht mit Petersilie bestreuen.

Dicke Bohnensuppe mit Baguette

1 kleine Dose weiße Bohnen
1 kleine Dose geschälte Tomaten
2 Knoblauchzehen
1 Zwiebel
2 EL Öl
6 schwarze Oliven
1 TL Zitronensaft
Salz, Pfeffer
Baguette

Öl in der Pfanne erhitzen. Knoblauchzehen und Zwiebel kleinhacken und in einem Topf dünsten. Bohnen abtropfen lassen. Zusammen mit den Tomaten samt Tomatensaft in den Topf geben. Gut durchkochen lassen. Mit Salz, Pfeffer, Muskat und Zitronensaft abschmecken. Oliven entkernen, grob zerkleinern und in den Topf geben, kurz mitkochen lassen. Suppe mit Baguettescheiben servieren.

Grüne Bohnen mit Pfeffertofu

4 EL Naturreis
200 g Tofu
300 g grüne Bohnen
1 EL Öl
2 TL Butter
1/2 TL Instantbrühe
2 TL saure Sahne
etwas Bohnenkraut
2 TL grüner Pfeffer
Salz

Naturreis in Salzwasser bißfest kochen. Tofu in Scheiben schneiden, mit Öl bestreichen und einziehen lassen. Grüne Bohnen in Salzwasser bißfest kochen. In 1 TL Butter schwenken und mit Bohnenkraut würzen. Tofuscheiben in 1 TL Butter beidseitig 2 Minuten braten, mit Salz würzen. Herausnehmen und warm stellen. Bratfett mit 2 EL Wasser lösen. Instantbrühe und saure Sahne hineinrühren und etwas einkochen. Grünen Pfeffer hinzugeben und die Soße über die Tofuscheiben gießen. Zusammen mit den Bohnen und dem Reis anrichten.

Pfannkuchen mit Spinat

200 g frischer Spinat
4 EL Vollkornmehl
1 Ei
100 ml Vollmilch
1 EL saure Sahne
1 TL Butter
1 EL Parmesan, gerieben
Salz, Muskat

Ei mit der Milch und dem Vollkornmehl verquirlen. Mit Salz und Muskat würzen, ca. 20 Minuten ruhen lassen. Spinat verlesen und waschen, tropfnaß in einen Topf geben. Bei schwacher Hitze dünsten, bis er zusammengefallen ist. Herausnehmen und fein hacken. Saure Sahne im Topf erhitzen, Spinat dazugeben, mit Salz und Muskat würzen. Butter in der Pfanne erhitzen. Pfannkuchen darin braten. Spinat darauf verteilen, Parmesan darüberstreuen und Pfannkuchen zusammenklappen.

Blumenkohl überbacken

4 Kartoffeln
250 g Blumenkohl
100 g gekochter magerer Schinken
1 Scheibe Schnittkäse
1 TL Butter
Salz, Paprika

Kartoffeln in wenig Salzwasser gar kochen. Blumenkohl waschen, in Röschen schneiden. In Salzwasser bißfest kochen. Kartoffeln pellen, in Scheiben schneiden. Auflaufform mit Butter auspinseln. Blumenkohl und Kartoffeln hineinschichten. Mit Salz und Pfeffer würzen. Schinken kleinschneiden und darüberstreuen. Schnittkäse in Streifen schneiden und darüber verteilen. Mit Paprika und etwas Salz bestreuen. Im Backofen bei 200 Grad 15 Minuten überbacken und servieren.

Putensteaks mit Mischgemüse

4 EL Naturreis
2 kleine Putensteaks (à ca. 80 g)
250 g Möhren-Erbsen-Mischgemüse (aus der Tiefkühltruhe)
1 unbehandelte Zitrone (aus dem Bioladen)
30 g Butter
3 EL saure Sahne
2 EL Sojasoße
Salz, Pfeffer

Naturreis in Salzwasser bißfest kochen. Zitrone waschen,
Schale dünn abreiben, in Scheiben schneiden. Putensteaks
salzen und pfeffern. Mit 2 Scheiben Zitrone belegen, überein-
anderklappen und mit einem Holzspießchen zusammen-
stecken. Im heißen Fett von jeder Seite 5 Minuten braten.
Herausnehmen und warm stellen. Abgeriebene Zitronenschale, saure Sahne und Sojasoße zu dem Bratfett geben und
kurz einkochen lassen. Putensteaks wieder hinzugeben, noch
einmal kurz erhitzen. Gemüse mit Salz in wenig Wasser bißfest kochen. Wasser abgießen, gut abtropfen lassen. 1 TL
Butter im Kochtopf erhitzen, Gemüse darin schwenken und
zu dem Naturreis und den Putensteaks servieren.

Biokartoffeln mit Knoblauchquark

6 mittelgroße Biokartoffeln
1 Becher Joghurt
300 g Magerquark
1 Gärtnergurke
2 Knoblauchzehen
1 EL Butter
1 EL Öl
1 EL Petersilie, gehackt
Salz, Pfeffer

Biokartoffeln in Salzwasser gar kochen. Gurke schälen, halbieren und Kern mit dem Löffel herausschälen. Danach fein raspeln, salzen und zugedeckt eine halbe Stunde ziehen lassen. Knoblauchzehen kleinhacken. Magerquark, Knoblauch, Joghurt, Öl und Gurke gut vermischen. Mit Salz und Pfeffer abschmecken. Mit Petersilie überstreuen. Biokartoffeln einschneiden, Butter in die Spalten geben. Kartoffeln zu dem Quark mit der Schale essen.

Schweinegeschnetzeltes in Marsala

4 EL Naturreis
150 g Schweineschnitzel
60 ml Marsala
1 Zwiebel
1 TL Öl
4 EL saure Sahne
1 TL Zitronensaft
Salz, Pfeffer

Naturreis in Salzwasser körnig kochen. Öl in der Pfanne erhitzen. Schweineschnitzel in schmale Streifen schneiden und in der Pfanne von beiden Seiten braun anbraten. Mit Salz und Pfeffer würzen. Herausnehmen und warm stellen. Zwiebel klein würfeln, im Bratfett glasig dünsten. Marsala hinzugeben und etwas einkochen lassen. Mit saurer Sahne, Salz, Pfeffer und Zitronensaft abschmecken. Schweinegeschnetzeltes noch einmal hinzugeben und kurz erhitzen. Zusammen mit dem Naturreis servieren.

Pikante Pilze mit Nudeln

150 g Vollkornnudeln
250 g Austernpilze
1 Zwiebel
1 Knoblauchzehe
2 Tomaten
1 EL Öl
1 TL Oregano
30 g Parmesan
Salz, Pfeffer

Vollkornnudeln in Salzwasser al dente kochen. Austernpilze putzen, Stiele abschneiden, die Hüte halbieren. Zwiebel und Knoblauchzehe kleinhacken. Tomaten überbrühen, enthäuten und in Würfel schneiden. Öl in der Pfanne erhitzen, Zwiebel und Knoblauch andünsten, Austernpilze hinzugeben, auf beiden Seiten anbraten. Tomatenwürfel und Oregano hinzugeben. Alles bei mittlerer Hitze 4 Minuten weiterkochen. Mit Salz und Pfeffer abschmecken. Vollkornnudeln mit Parmesan überstreuen und dazu servieren.

Rohkostplatte mit Schinken und Ei

1 Ei
100 g magerer gekochter Schinken
1 kleiner Blumenkohl
1/2 Sellerieknolle
1 Zwiebel
3 Möhren
2 EL Öl
4 EL saure Sahne
2 TL Zitronensaft
Salz, Pfeffer
2 Scheiben Vollkorntoast

Ei hart kochen und in Scheiben schneiden. Schinken in Würfel schneiden. Gemüse waschen und putzen. Möhren in Scheibchen schneiden, Sellerie grob raffeln, Blumenkohl in kleine Röschen zerlegen. Zwiebel fein würfeln. Gemüse in einer großen Schüssel mischen. Aus Öl, Zitronensaft, saurer Sahne, Salz und Pfeffer eine Soße anrühren und über das Gemüse gießen. Gut durchziehen lassen. Mit Eischeiben und Schinkenwürfeln garnieren. Vollkorntoast rösten und dazu servieren.

Krabben méditerranées

4 EL Naturreis
100 g Krabben
1 Schalotte
1 Knoblauchzehe
1/8 l Weißwein
3 EL Öl
1 TL gehackte Kräuter

Naturreis in Salzwasser bißfest kochen. Krabben abbrausen
und gut abtropfen lassen. Knoblauchzehe zerdrücken, Schalotte kleinhacken. Öl in der Pfanne erhitzen, Knoblauch,
Schalotte und Krabben darin dünsten. Weißwein und Kräuter-
mischung hinzufügen, zugedeckt 5 Minuten schmoren lassen.
Krabben aus der Pfanne nehmen. Sud dickflüssig einkochen.
Krabben wieder hinzugeben. Zusammen mit dem Naturreis
servieren.

Kartoffeln mit Schwarzwurzeln

4 Kartoffeln
400 g Schwarzwurzeln
50 g gekochter magerer Schinken
1 TL Essig
2 EL Butter
5 Salbeiblätter

Kartoffeln in Salzwasser gar kochen. Schwarzwurzeln unter
fließendem Wasser gut abbürsten, die schwarze Haut ab-
schaben und sofort in Essigwasser legen, damit sie nicht
schwarz werden. In Salzwasser 20 Minuten gar kochen. Abgießen, abtropfen lassen. Kartoffeln pellen und in Würfel
schneiden. Butter in der Pfanne erhitzen. Gehackte Salbeiblätter hinzugeben und kurz dünsten. Schinken in Streifen
schneiden, zusammen mit den Kartoffelwürfeln und den in
Stücke geschnittenen Schwarzwurzeln in der Pfanne gut
mischen. Herausnehmen und servieren.

Mozzarella-Lendchen

4 EL Naturreis
150 g Mozzarella
2 Fleischtomaten
150 g Schweinefilet
30 g Parmesan, gerieben
1 EL Petersilie, gehackt
Salz, Pfeffer

Naturreis in Salzwasser körnig kochen. Butter in der Pfanne
erhitzen. Schweinefilet darin von beiden Seiten goldbraun
braten, herausnehmen und in Scheiben schneiden. Tomaten
überbrühen, enthäuten und in Scheiben schneiden. Mozzarella abtropfen lassen und in Scheiben schneiden. Auflaufform mit der restlichen Butter einpinseln. Schweinelendchen,
Mozzarella und Tomatenscheiben schuppenartig hineinschichten. Mit Salz und Pfeffer würzen. Gehackte Petersilie
und Parmesan darüberstreuen. Im Backofen bei 200 Grad
20 Minuten überbacken und zusammen mit dem Naturreis
servieren.

Nudeln auf mexikanisch

150 g Vollkornspaghetti
1 kleine Chilischote
1 kleine Dose geschälte Tomaten
50 g durchwachsener Speck
1 Zwiebel
1 Knoblauchzehe
10 Blättchen Basilikum
40 g Parmesan, gerieben
Salz, Pfeffer

Vollkornspaghetti in Salzwasser al dente kochen. Speck in Würfel schneiden und in der Pfanne ausbraten. Gehackte Zwiebel und Knoblauchzehe hinzugeben. Chili und Tomaten samt der Soße darübergießen. Mischen und bei starker Hitze 8 Minuten einkochen. Basilikumblätter zerkleinern und zur Soße geben. Chilischote wieder herausfischen. Soße mit Salz und Pfeffer würzig abschmecken. Abgetropfte Vollkornspaghetti zu der Soße geben und damit vermischen. Mit Parmesan überstreuen und servieren.

Milchreis mit Rosinen und Nüssen

5 EL Naturreis
1/2 l Milch
2 EL Sahne
1 TL Honig
1 TL Rosinen
1 TL gehackte Nüsse
Salz, Zimt

Reis mit Milch und Sahne aufkochen, etwas Salz hinzugeben
und 50 Minuten köcheln lassen. Auf Tellern anrichten. Honig
darübergießen, Zimt, Rosinen und gehackte Nüsse darüberstreuen.

Abendessen: mit Biostoffen nachts die Venen kräftigen

Avocado mit Pumpernickel

1 Avocado
1 TL Zitronensaft
1 EL Butter
Salz, Pfeffer
2 Scheiben Pumpernickel

Avocadofruchtfleisch herauslesen, mit der Gabel zerquetschen, mit Zitronensaft beträufeln. Mit Salz und Pfeffer würzen. Pumpernickel mit Butter bestreichen und zu der Avocado essen.

Tofu mit Rührei

100 g Tofu
2 Eier
etwas Mineralwasser
1 EL Butter
Salz, Pfeffer, Paprika
2 Scheiben Vollkorntoast

Toast in kleine Scheiben schneiden. Etwas Butter in der Pfanne erhitzen, Tofu darin beidseitig anbraten. Eier mit Mineralwasser, Salz und Pfeffer verquirlen und darübergeben. Eimasse stocken lassen. Mit Paprika bestreuen. Vollkorntoast rösten und mit der restlichen Butter bestreichen. Zu dem Tofurührei servieren.

Rohkost mit Thunfisch

100 g Thunfisch
300 g frisches Saisongemüse
1 Becher Joghurt
2 TL Zitronensaft
1 EL saure Sahne
1 TL gemischte Kräuter
1 EL Sonnenblumenkerne
Salz, Pfeffer
2 Vollkornbrötchen

Gemüse waschen, putzen und zerkleinern. Joghurtsaure
Sahne, Zitronensaft und Kräuter vermischen, mit Salz und
Pfeffer abschmecken und über das Gemüse geben. Gut
durchmischen, mit Thunfischstücken garnieren. Sonnenblumenkerne darüberstreuen. Mit Vollkornbrötchen servieren.

Krabben Tahiti

100 g Krabben
1 Ananasscheibe
1 Kiwi
1 halbe Mango (aus der Dose)
3 EL Orangensaft
1 EL Mayonnaise
1 TL Butter
2 Scheiben Vollkorntoast

Krabben abbrausen und abtropfen lassen. Ananas und Mango
in Stücke schneiden. Kiwi schälen und ebenfalls kleinschneiden. Krabben zusammen mit Früchten, Orangensaft und
Mayonnaise gut vermischen. Vollkorntoast rösten und mit
Butter bestreichen. Zu dem Krabbencocktail servieren.

Schinken mit Avocado

50 g Parmaschinken, dünn geschnitten
1 Avocado
1 TL Zitronensaft
1 EL Essig
2 EL Öl
Salz, Pfeffer
2 Scheiben Vollkornbrot

Avocado schälen und in Streifen schneiden. Mit Zitronensaft
beträufeln. Essig mit Salz und Pfeffer verrühren. Öl unter
Schlagen dazuquirlen. Mit den Avocadostreifen mischen und
ziehen lassen. Parmaschinken zu Röllchen formen und mit
den Avocadostreifen anrichten. Dazu das Vollkornbrot servieren.

Türkischer Toast

100 g Schafskäse
12 schwarze Oliven
1 EL Dill, gehackt
1 TL Butter
2 Scheiben Vollkorntoast

Vollkorntoast leicht rösten, mit Butter bestreichen. Oliven entkernen und grob zerkleinern. Schafskäse schneiden und auf die Toastscheiben geben. Oliven dazu garnieren. Im Backofen backen, bis sich der Schafskäse leicht bräunt. Mit Dill bestreuen und servieren.

Räucherlachs mit Pumpernickel

100 g Räucherlachs
1 EL Meerrettich
1 EL Sahne
1 TL Zitronensaft
1 TL Dill, gehackt
Salz, Pfeffer
1 TL Butter
2 Scheiben Pumpernickel

Sahne leicht anschlagen und mit dem Meerrettich mischen. Mit Zitronensaft, Salz und Pfeffer abschmecken. Pumpernickel mit Butter bestreichen. Räucherlachs in Scheiben schneiden, Meerrettichsoße daraufgeben und mit Dill bestreuen.

Matjes mit Vollkornbrot

100 g Matjesfilet
1 Zwiebel
1 Essiggurke
1 Tomate
1 TL Kapern
1 TL Essig
1 TL Butter
2 Scheiben Vollkornbrot

Tomate und Essiggurke kleinschneiden. Zwiebel in Scheiben schneiden. Tomate, Zwiebel und Essiggurke mit Essig und Kapern mischen, über den Matjes geben. Vollkornbrot mit Butter bestreichen und dazu essen.

Kalter-Braten-Brot

100 g kalter Braten
1 Tomate
2 EL Mascarpone
1 TL Butter
2 Scheiben Dinkelbrot

Tomate waschen und in Scheiben schneiden. Dinkelbrote mit Butter bestreichen. Kalten Braten mit Mascarpone bestreichen, Tomatenscheiben daraufgeben und zu Röllchen formen. Diese Röllchen auf die Brote legen.

Roastbeef mit Ei auf Toast

100 g Roastbeef
1 TL Dill, gehackt
1 TL Butter
1 EL Mayonnaise
Salz, Pfeffer, Paprika
2 Scheiben Vollkorntoast

Ei hart kochen und in Scheiben schneiden. Vollkorntoast rösten und mit Butter bestreichen. Roastbeef daraufgeben, mit Eischeiben belegen, mit Salz, Pfeffer und Paprika leicht überstreuen und mit Mayonnaise garnieren. Mit Dill bestreuen.

Frischkäse mit Obst

200 g Frischkäse
1 Kiwi
1 Bioapfel
1 Banane
1 Orange
1 EL Honig
2 Scheiben Pumpernickel

Banane in Scheiben schneiden, Apfel waschen, samt Schale grob raffeln. Orange und Kiwi schälen und in Stücke schneiden. Frischkäse mit den Früchten und dem Honig gut vermischen. Auf den Pumpernickel streichen und essen.

Tatar auf Toast

125 g Beefsteakhack
1 Tomate
1 kleine Zwiebel
1 kleine Gewürzgurke
1/2 TL Paprika
1 TL scharfer Senf
1 TL Kapern
2 TL Butter
Salz, Pfeffer
2 Scheiben Vollkorntoast

Zwiebel und Gewürzgurke kleinhacken, mit Salz, Pfeffer, Paprika, Senf und Kapern sowie dem Beefsteakhack gut vermischen. Vollkorntoast rösten und mit Butter bestreichen. Tatar darauf verteilen. Tomate waschen, in Scheiben schneiden und auf die Tatarbrote garnieren.

Hirse mit Erdbeeren und Nüssen

30 g Hirse
1/2 l Milch
200 g Erdbeeren
1 EL Honig
1 TL Zimt
1 EL gehackte Walnüsse
Salz

Milch mit Salz zum Kochen bringen. Hirse einstreuen und ca. 30 Minuten bei schwacher Hitze ausquellen lassen. Erdbeeren waschen, abtropfen lassen und vierteln. Hirsesuppe mit Honig und Zimt verrühren. Erdbeeren darüberstreuen.

Zwiebeltoast mit Ei

2 Eier
1 Zwiebel
2 TL Butter
Salz, Pfeffer, Paprika
2 Scheiben Vollkorntoast

Eier hart kochen und in Scheiben schneiden. 1 TL Butter in der Pfanne erhitzen. Zwiebel in Scheiben schneiden und in der Butter goldgelb dünsten. Vollkorntoast rösten und mit der restlichen Butter bestreichen. Eischeibchen darauf verteilen und mit Salz, Pfeffer und Paprika leicht überstreuen. Gebräunte Zwiebel daraufgeben und servieren.

Pumpernickel mit Mozzarella und Tomate

100 g Mozzarella
1 Fleischtomate
1 Ei
2 EL Semmelbrösel
2 TL Butter
Salz, Pfeffer
2 Scheiben Pumpernickel

Pumpernickel mit 1 TL Butter bestreichen. Tomate überbrühen, enthäuten und in Scheiben schneiden. Mozzarella abtropfen lassen. Ei mit Salz und Pfeffer verquirlen. Mozzarella darin wenden und mit Semmelbrösel beidseitig bestreuen. Restliche Butter in der Pfanne erhitzen. Mozzarella dazugeben und von beiden Seiten braten, bis er zu schmelzen beginnt. Pumpernickel mit den Tomatenscheiben belegen. Mozzarella darübergeben und servieren.

Hüttenkäse mit Heidelbeeren

200 g Hüttenkäse
100 g Heidelbeeren
1 TL Honig
1 TL Zitronensaft
2 Scheiben Vollkornknäckebrot

Hüttenkäse mit Honig und Zitronensaft verrühren. Heidelbeeren waschen, abtropfen lassen und auf dem Hüttenkäse verteilen. Mit dem Knäckebrot servieren.

Melassemilch mit Banane

1 Banane
1/4 l Milch
2 EL Melasse
1 EL Sonnenblumenkerne

Banane in Scheiben schneiden. Milch erwärmen, mit der Melasse und den Bananenscheiben vermischen. Sonnenblumenkerne darübergeben und servieren.

Zum guten Schluß:
gesund essen – den Venen zuliebe

100 000 Kilometer Blutgefäße stecken in jedem von uns, die Hälfte davon sind Venen. Als kleine und kleinste Transportkanäle bilden sie die Basis für die Versorgung unseres Stoffwechsels und unserer Körperzellen. Venen sind sehr dehnbar und verletzlich. Je dünner und feiner sie sind, desto mehr leiden sie unter nährstoffarmer Kost. Dies wird besonders deutlich, wenn man berücksichtigt, daß die Gefäßwände der feinsten Kapillaren gerade noch Zellstärke haben.

Wer also lange gesund und jung bleiben möchte, muß an die Kräftigung und Festigung seines weitverzweigten Venennetzes gehen. Gefäße regenerieren sich rasch bei einer Umstellung auf gesunde Kost. Nicht nur Krampfadern, Blutungen oder Schwellungen gehen dann zurück, der ganze Organismus wird vitaler. Denn wie die Arterien tragen auch die Venen sehr zu einem gesunden, jungen Kreislauf und Körper bei.